U0054229

致命的
毒牙感染

羅伯特·克拉茲 牙髓專科醫師
Robert Kulacz, DDS

湯馬士·利維 心臟專科醫師、專業律師
Thomas E. Levy, MD, JD —— 合著

謝嚴谷 —— 審訂翻譯

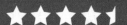

★★★★½

Amazon 4.5顆星 好評推薦

您不可不知的隱藏殺手

留滯於體內的壞死組織（毒牙）是人體
免疫力最具破壞性的潛藏殺手——
癌症、自體免疫、高血壓、心臟病、
多發性硬化症、帕金森氏症等重大疾
病的根源，竟然是口腔裡無痛而感染
的根管治療死牙！

The Toxic Tooth
How a root canal could be making you sick

CONTENTS 目錄

推薦序一＊活得久，活得好，不長照

我是一個醫師，耳鼻喉科醫師。

三十年前，當我還在醫學院求學的時候，雖然已經有了**口腔感染會造成細菌性心內膜炎**的概念，但在個人專業養成的過程中，對於口腔健康與全身疾病的關聯性，並沒有更深刻的認識。後來我成為耳鼻喉科醫師，在診治的病患中，**急慢性鼻竇炎**是經常接觸的問題，不管是在醫院時，以內視鏡手術來治療慢性鼻竇炎，或者在開業時，使用藥物加局部治療來幫助此類患者，雖一時有效，病人的問題經常無法根治，臨床上漸漸累積許多無力感。

對於口腔健康的重要，實際上是這兩年才真正瞭解其重要性。每個耳鼻喉科醫師都知道**牙根的感染會造成上頜竇炎**。但做過**根管治療的牙齒**，看似健康也**沒有痛覺**卻可能是鼻腔及鼻竇健康的**隱形殺手**，而主流耳鼻喉科卻對此聞所未聞。

最近得知四十年前的著名影集《根》（Roots）重新拍攝，依稀記得當年看到電影中買賣黑奴的場景時，奴隸販子除了打量體格外，總要詳細檢查每個黑奴的**牙齒**，現在回想起來，還真是很有道理，因為如果**牙齒健康，身體也會健壯**。

自從這一兩年來接觸到細胞分子矯正醫學，讀到令人敬重的牙醫師威斯頓・普萊斯 (Weston A. Price, D.D.S) 所寫的《體質大崩壞》（Nutrition and Physical Degeneration），以及關於齒科感染的《牙齒的感染症，口腔和系統》（Dental Infections, Oral and Systemic），以及《牙齒的感染症與退化疾病》（Dental Infections and the Degenerative Diseases）等著作，深深感慨人類在自己所創造的物質文明中，身體卻正在逐漸走向敗壞之路。

常聽一些有識之士的無奈感慨——「**我們活得久，卻沒有活得好！**」想到目前台灣醫學界卯足了勁要**拚長照**，卻讓預防醫學淪為口號，我們實在應該有所警醒，有所思考，有所行動，清楚知道我們想要過什麼樣的日子，但願每個人都是健康的活到老，不需要被長照。

本書作者，一位是深受其前輩牙醫師啟發，而離開主流醫學的心臟科專科醫師兼律師的——湯馬士・利維（Dr. Thomas Levy），另一位是勇敢忠於自己而不媚俗的牙科醫師——羅伯特・克拉茲（Dr. Robert Kulacz）。除了書首所述克拉茲醫師的遭遇，令人覺得又氣憤又心酸，全書主要內容都建立在長期累積的科學證據。個人一向欽佩謝嚴谷講師伉儷在細胞分子矯正醫學的領域用心耕耘，誠摯推薦這本書，深信你一定會從中獲益，幫助自己走向健康之路。

台灣耳鼻喉科醫學會專科醫師
台灣順勢醫學會榮譽理事長

陳錚宇 醫師

推薦序二＊檢視根本：重新審視根管治療的影響

《牙醫絕口否認的真相：致命的毒牙感染》一書，我反覆看過幾次，在此要感謝謝老師的翻譯。

自 1970 年起，教育學家就將「科學態度」歸納為：好奇心、理性、客觀、暫緩判斷四項原則。

身為臨床工作者，我親眼目睹在患者身上一些奇特變化，使我不得不重新審視根管治療的影響，僅舉二例：一位嚴重的風濕性關節炎的患者，左膝多年無法彎曲，拔了一顆死髓牙後 15 分鐘內突然跑來告訴我，她的左膝已經可以彎曲了。

一位非常注重健康的 43 歲男性，因為做了一顆大臼齒的根管治療後，hsCRP 飆高 12 倍。

雖然這些只算是個案，但我希望找到合理解釋。最後找到包括：*Whole Body Dentistry*（Mark Breiner 1999）等五本書記載了類似的資料。原來這些作者們早就發現死髓牙（或根管治療牙）與心臟循環系統、免疫系統、退化性疾病，甚至腫瘤都有某種程度上的關聯性。雖然現在科學無法完全證明其中的因果關係，但這些問題，我們實在不能再等閒視之！

就我個人能夠發現，根管治療的問題歸納如下：

一、判讀標準不一：牙醫師在診斷根尖病變時，大部分是使用根尖 X 光片。對於診斷 2 ～ 4mm 的根尖病變的準確度是 20 ～ 35％，而牙科用電腦斷層則是 100％；但對於 0.8mm 以下的病灶，則電腦斷層也時常無法診斷出來（Estrela 2008）。

二、解剖學的難處：根管除了主要根管以外還有側支根管，這些側支根管是任何器械都搆不到的，只能靠殺菌劑沖洗

或浸泡。但沖洗或浸泡能夠殺死細菌率不到 50％（Carrotte 2004）。

三、細菌學的複雜：雖然許多根管內的細菌不容易跑到根管外，但在宿主免疫力比較差的情況下，這些細菌會突破防線跑到根管外，造成嚴重感染（Lakshmi 2010）。

四：免疫學的未知：許多內科醫生質疑，根管治療可能造成免疫系統上的問題！倡言者包括了美國梅約診所創辦人之一的 Dr. Edward Rosenow，以及德國著名的自然醫學家 Dr. Gunnar Reifer。

五、醫師的設備與能力：牙醫師的設備專業知識與功力，以及用心程度都很重要。但即使在先進的歐洲，根管治療的真實成功率也不過在三成上下（Gunduz 2011）。

六、健保限制：根管治療臺灣的健保給付，只有美國收費的 1/5 ～ 1/10 倍的價差，而成本又高過美國，所以牙醫要費時費力做好根管治療十分為難且辛苦。

面對這些不確定因素，我們該如何抉擇？

許多相關事情也許我們也不知道，我只想起劍橋大學物理實驗室門口寫的話：

「耶和華的作為本為大，凡喜愛祂作為的都必究察。」詩 111:2

The work of the Lord are great, sought out of all them that have pleasure therein.

聖經:「要愛人如己」,如果是我自己的牙齒,我會如此做:

一、每天徹底執行口腔清潔工作,儘量不要把牙齒糟蹋到需要做根管治療,並且定期檢查牙齒。

二、如果已經被判定一定要做根管治療時,請與醫師徹底溝通。必要時,尋求第二意見。

三、如果已經做過根管治療,而身體上已患有一些免疫系統或自體免疫的問題,或是您懷疑身體中某些問題可能與口腔疾病或毒物相關,先不急立刻下結論,請先找有此概念的牙醫師,做通盤的檢查及諮詢再做打算。

中華民國家庭牙醫學會專科醫師(2000~今)
前美國牙髓病學會會員(1999~2005)

龍霖 醫師

免責聲明 *

本書目的只在傳遞一個訊息，但沒有任何用於診斷或治療上的目的。

在進行任何醫療或牙科治療之前，要先明確釐清醫生、病人（或牙醫、病人）之間的關係。

本書與書中的資訊，不管在任何方式下，都不可以取代實質的醫學，和牙科專業人士的診斷和治療。

獻給 *

喬治・E・曼寧（George E. Meinig, DDS, FACD，1914~2008年），《根管治療大黑幕》（*Root Canal Cover-Up*）一書永不懈怠的擁護者和作者。

作者致謝 *

正如過去所擁有的，我要感謝我的妻子麗茲，和女兒丹妮拉，讓我在她們的生命中占有一席之地，使我全然活出自己。特別要感謝親愛的母親，做任何事前之前，一定會先和她討論，就在本書出版前離開人世，她一直是我的頭號粉絲，全力支持我生活中的一切努力。另外，我的妹妹凱西，一路以來都是安慰和支持我的能量泉源。

我的好朋友兼同事羅恩·哈寧海克，一起討論任何天馬行空的點子，並且可以正確地分析，持續給我無私的支持。沒有他，很多想法永遠也不會進化。

——湯馬士·利維（Thomas E. Levy, MD, JD）
醫學博士，法學博士

因為妻子蘇珊的愛和支持，持續給我力量，讓我在尋求真理的道路上從不動搖，謝謝妳對我的信任。我的女兒潔姬和珍娜，讓我再次擁有童心，妳們總是令我感到驕傲。

獻給鮑伯，大大地增進我的網球球技的好朋友，很快我就會在比賽中打敗你！

還有所有在鋸木俱樂部的朋友們，史蒂夫、林恩·萊文、洛瑞·斯特恩、喬·波提諾、保羅·康托爾、凱文·凱恩、唐娜·艾瑞那、邁爾斯·史萊特、湯姆·佛蜜雪拉、彼得·迪強、克里斯托弗·胡薩，感謝你們的鼓勵和幽默。

我很幸運，在我的生命中擁有你們。獻給馬克和南希·愛波斯坦，你們了解我，但還是喜歡我，謝謝！

——羅伯特·克拉茲（Robert Kulacz, DDS）醫師

一同致謝 *

萬分感激萊斯和辛蒂‧納克曼（Les and Cindy Nachman），沒有他們就沒有這本書。

最後，非常感謝戴夫‧尼科爾（Dave Nicol），一個最好的編輯。我們經常因為他的思考而擴展，而不是僅僅讓他總結我們的想法，本書因他而更好。

引言 ＊牙醫師絕口不提的真相

這本由克拉茲醫師和利維醫師合寫的書，應該要讓所有的醫生和牙醫都看看！

首先，這幾年來，我看過的很多研究都支持威斯頓・普萊斯醫生（Dr. Weston Price）的概念，就是對牙齒做根管治療，會造成各種不同類型的細菌滋生，引發多種類型的感染。普萊斯醫生的研究，在當時算是非常傑出。

然而，普萊斯醫生的發現，卻披露牙科中最賺錢的生意——根管治療——的問題。他的研究影響到那些想要在平靜、無爭議之下賺錢的牙醫。還有，喬治・曼寧博士（Dr. George Meinig），一位早期質疑根管治療安全性的博士，寫了一本《根管治療大黑幕》（Root Canal Cover-Up），帶來了更多的根管治療，對於健康的危害，以及與多種全身性感染的關聯性。

普萊斯和曼寧受到那些「想要維護根管治療是安全」的同事們群起攻擊。克拉茲醫生則是最近的一位，因為**宣稱根管治療的牙齒，可能是遠距感染的病灶來源之一**，而受到根管同業憤怒攻擊的醫生。這種感染，是由**受到感染的牙齒，將微生物送進血液與淋巴系統而引發，在全身特定器官或位置停留下來，就像癌症一樣擴散**，最終導致各種全身性疾病。

我個人是因為牙科用以填牙的汞合金釋出的汞蒸氣，所造成的毒性，而涉入這個議題。郝爾・賀金仕博士（Dr. Hal Huggins）告訴我，**從根管牙齒滲出的毒性，比從汞合金揮發的汞蒸氣更糟糕**。我原本完全不相信，但他堅持要我檢查一些他從患者身上拔出來的牙齒，有的做過根管治療，有的則沒有。

我的研究助理僅僅是將牙齒放入蒸餾水中，然後測試「牙齒浸泡過的水」對抑制或殺死腦組織中重要酵素的能力，就對毒素的毒性程度大感驚訝。

從這個簡單的測試開始，我們開發了測試牙齒和牙膠相關的「牙齦溝液」的毒性影響程序。總結來說，**壞死的組織如果留在體內，像是根管治療的牙齒，就會感染病原菌**，而這個感染會傳播、擴散到身體的其他部位。當我們對接受根管治療的牙齒進行測試時，這些死牙在一定程度上都帶有毒素。然而，有些**毒性極大**，大到能夠傳送細菌外的毒素，進到身體其他部位，引發重大疾病。

我們被一些牙科醫生質疑，認為這種感染性微生物的轉移，是不可能的事情。因為已經有些醫生試圖證明，普萊斯醫生的「病灶感染學說」是無效的。在我看來，那個想要「證明」普萊斯醫生錯誤的科學研究企圖非常可疑，而且研究執行的品質欠佳。

最近，一個贏得諾貝爾的最新技術，稱做聚合酶鏈反應（PCR），就可以發揮力量，提供普萊斯醫生「病灶感染學說」的科學性支持。簡單地說，PCR 可以識別導致多種全身感染的細菌，如胎盤感染、早產和新生兒體重過低、動脈粥狀硬化、血管斑塊中導致心臟病發作的細菌，以及各種器官的多重感染，如腎臟與肝臟中發現的感染性細菌等。

口腔內的**齒槽空穴**（cavitations）細菌，基本上是引起全身性感染的主要來源，這並不是一個荒謬的概念。

接受根管治療而「死掉的」牙齒當中，齒槽穴內可以發現大量的致病菌，大大地增強了輸送病原微生物和外毒素（exotoxin）進入體內的能力。

PCR 的研究，多次在確認感染的器官中發現細菌，和患者接受根管治療牙齒的細菌是同一個來源。否認這件事，可說是

件極為荒謬的行為，但那些想要繼續為病人施行危險的根管治療，用來謀生的醫生們就是這樣做！

根管死牙，**也會導致顎骨壞死**，或是蘊藏有著同樣病原微生物的「空穴感染」（cavitations）。空穴感染會引發巨大痛苦，同時散播微生物感染，進而引發全身性疾病。在我測試牙齒和齒槽空穴碎片毒性的時候，發現很多齒槽空穴的毒性比牙齒根管還要高。而且，所有**齒槽空穴衍生的物質**，對於測試用的酵素來講都是**劇毒**。

隨著時間的推移，我開始知道很多患者都藉由拔除根管牙齒，以及口腔手術清除齒槽空穴的碎片，來移除這種毒素的侵害。這是許多牙醫試圖幫助病人免於可疑的牙科手術，而造成全身疾病的初始階段，成功率可說相當可觀。科學性極高的 PCR 研究顯示，他們都走在正確的道路上。

然而，**即使在今天**，**牙科界還是堅決否認根管會導致全身感染和疾病**，**並且無視許多有力的科學證據**，**證明根管治療死牙引起的毒性**。

願意揭露根管毒性的人，都是冒著他們執業生涯的巨大個人風險。這本由克拉茲和利維醫師所寫的書，詳細講述了當前的奮鬥。

博伊德 E.・海利博士
（Dr. Boyd Haley）
肯塔基大學化學系名譽教授
CTI 生命科學基金會

◉ 前言

一場根管治療的
匿名審判

無論牙科在此議題採取哪種立場，
只要根管治療的牙齒，和健康狀況
之間的關聯性，能被主流醫學所接
受，這些拔牙的手術與昂貴的復原
費用，都必須由醫療保險承擔。

這就像那些對菸草業提起的集體訴
訟一樣，對牙醫醫療疏失的訴訟，
可能會就此爆發。

> 所有被拔下來受過根管治療的牙齒中，發現具有毒性，而且，這些毒素對維持身體健康所必需的關鍵酵素，產生有害的抑制反應，已有實驗證實是來自根管治療的死牙，所釋放出的毒素……

2005 年，當紐約的職業紀律辦公室（OPD，Office of Professional Discipline）開始調查我的牙科診所時，我才意識到，有很多與我意見不合的牙醫。我以前也曾經像他們一樣，在繁忙的牙科診所工作，卻對許多有關於根管治療研究所指出的全身系統性感染風險毫不知情。

剛開始，信心滿滿的我，因而忽略了恐懼所在。當然，這些調查人員是因為對一般民眾和我的病人有些顧慮才來找我。**一旦我把所有的科學數據、細菌培養、病理報告、X 光片，痊癒的病例，和治療效果擺在他們眼前時，他們原本被蒙蔽的眼睛都會因此打開**，就像多年前的我一樣，最終 OPD 可能會證明我是正當的，認同我在牙醫界的作法。

但是我錯了！

我很快就發現，這些原本應該是要為了病人的福利著想的調查員，對真相一點興趣都沒有。

當我決定寫這本書時，我並沒有打算解釋我與 OPD 之間的痛苦歷程。不過有朋友鼓勵我。他們認為這會讓讀者體驗到挑戰美國牙醫協會（ADA）長久以來從未被質疑過的療法（根管治療）會有的後果。此外，這也可以幫助病人了解，當你質疑根管治療的安全性時，一般的牙醫會怎麼回應與否認。

這一切都始於，一位病人向我提到，他的醫生曾經警告過根管治療的風險。

　　在本書中所披露的真相進入我的世界之前，我就像大多數牙醫一樣，享受工作，也賺了不少錢，擁有優渥的生活。我過的正是想要的生活。我每週工作 4.5 天，而且賺的錢足夠我可以做任何我想要做的事。我去學開飛機，取得我的機師執照。我買了一棟房子、買了一台特技飛機，每周飛個三四次。我擁有一個幸福的家庭，我們夫妻倆十分享受養育我們的雙胞胎女兒。

　　生命是美好的，而我擁有這份美好。

　　我常問自己，為什麼要在一切都很順利時，把事情搞的如此複雜。坦白說，我自己都沒有個能安慰自己的答案。我想，只是覺得自己有義務要依循著科學真理的道路走下去。同時，我當然明白為什麼大多數牙醫不會考慮往這個方向走。

　　記得當時，一位病人跟我說到，他的醫生曾經警告過根管治療的風險，而且這個療法可能是許多嚴重疾病的開端。

　　我馬上反駁：「這太荒謬了，說這種謬論的人一定是瘋了，絕對不要聽信這種無稽之談！」

　　有人在醫療領域裡散布這種謬論，這讓我很生氣。我覺得自己被攻擊了，所以我開始研究這些謬論的真實性，要證明給病人看，他的醫生是錯的。

　　我的研究引導了我去了解溫斯頓・普萊斯（Weston Price）【編審註 1】、愛德華・羅塞諾（Edward Rosenow）和弗蘭克・比林斯（Frank Billings）的成果，他們都是早期研究齒科感染與系統性疾病之間，是否有明確關聯性的先驅。【編審註 2】雖然我發現了他們的研究都很有趣，但我都認為，這些 1920 年年代的著作都是古老的研究，而且早就被現代研究所否定。

　　之後，直到我去拜訪口腔醫學與毒物病理學國際學院（International Academy of Oral Medicine and Toxicology），

參加了**博伊德‧海利教授**（Pr. Boyd Haley）的講座。當時海利博士是肯塔基大學的化學系主任。他提到，**在所有被拔下來受過根管治療的牙齒中，發現具有毒性**，而且，這些毒素對維持身體健康所必需的關鍵酵素，產生有害的抑制反應，已有實驗證實，是來自根管治療的死牙所釋放出的毒素……，我感覺到心頭被重重打擊，這是真的嗎？

我當時積極尋找任何可以用來反駁——**普萊斯、羅塞諾、比林斯**與海利教授論點的研究文章。說實在的，美國牙醫協會（ADA）期刊中是有幾篇社論或編輯主筆，批評了這些早期科學家。但是，這些文章並沒有提供任何研究或數據，來支持美國牙醫協會的立場，這些社論只是試圖刻意詆毀早期研究者的研究，批評他們早期的實驗技術有問題。這些文章從來沒有解釋，**由這些具有人道關懷及勤奮的科學家集中一己畢生的力量，獨立研究所積累下來的大量數據，他們完全無視這些研究所披露出的——根管治療風險。**

這對我的職業自尊打擊很大。我不喜歡我所發現到的，但是也不能否認這麼明顯的證據。我的病人是對的，而我錯了。

和醫學院所學的相反，我不得不做出一個結論，就是**根管治療是一種對健康有系統性風險的治療法。秉持良心，我知道不能採用傳統牙醫治療法。我不得不改變我的作法。**

有許多病人都注意到，許多困擾著他們多年的症狀，都因為我的療法而改善很多。

【編審註 1】
著作中譯版：《體質大崩壞》（柿子文化出版）。

【編審註 2】
歡迎索閱「細胞分子矯正」衛教資料《齒科毒素與致命疾患》，詳見書後。

我知道如果要給予來找我的病人最好的治療，就必須深度了解牙科與病理學的關聯性。為了吸收這些知識，我看了數不清的期刊，還參考了一些教科書。

這段時間裡，看到很多病人換了一個又一個的醫生，但都找不出病源。雖然我沒有資格來治療他們的各種其他疾病，但也會盡可能的去了解，齒科與各種疾病治療的關聯性。

我深信，**牙科和內科之間隔行如隔山，且被認為毫不相干，但是這會對患者造成極大傷害**。這些學科需要整合，我希望能和我病人的醫生攜手合作，了解到我所做的，將有助於改善他們的整體健康。

我將所有時間，投入於治療各種急慢性口腔感染後，不久後，我的許多病人都注意到，困擾他們多年的慢性疾病有了極大改善，口耳相傳的結果，使我的門診量大大提升。

在這裡可以明顯的看到，所謂的科學證實和治療效果是不相干的。

我並沒有治療每一個來看我的人。事實上，我拒絕了大多數想要動齒科手術的患者，因為他們根本不需要，或者他們對結果抱有不切實際的期望。

我治療時從未說，或甚至暗示，他們的疾病是導因於根管治療的牙齒或空穴感染【編審註3】。我只是告訴他們，會藉由手術刮除死掉和被感染的牙床骨。**如果活組織切片和微生物培養顯示仍在發炎**，我會繼續治療他們，但前提是治療他們慢性病的醫師們不介意的話。

有時，患者無需進一步治療。其他時候，活組織切片和微生物培養會顯示一些高致病性、抗藥性微生物的感染和發炎。有些人可以用口服抗生素解決，而少數人則是需要長期的靜脈注射抗生素來治療。

雖然我的拔牙費用明顯高於大多數牙醫，但術前諮詢及拔牙程序卻是延伸到齒槽的徹底清創。**我通常的治療，包括拔牙、手術區域的活組織切片，和微生物培養、切除牙槽窩骨周圍殘留的死亡或病變組織（清創），並放置抗生素骨質移植材料。**這些程序遠比傳統拔牙更複雜耗時，所以即使收費較高，但由於所需時間冗長，淨收入仍比過去少了一半，和批評我的閒言大大相反，這一切從來和錢無關。

隨著口腔感染的治療方案變得越來越知名，我開始上每週一次的廣播節目暢談健康，電台主持人是德博拉雷。我很喜歡談論牙科的各種話題，而且很驚訝於聽眾各式各樣的牙科體驗。就在那時，我決定寫一本有關「口腔感染與全身系統性感染」的書籍，讓那些想要了解更多有關此主題的人參考。

我問**湯馬士・利維博士**（Dr. Thoms Levy，本書另一名作者），是否有興趣與我一起合寫這本書。我在幾年前就見過他，對他的學識和他對這個主題的理解，有著非常深刻的印象。值得慶幸的是，他同意了，使得**《疾病的根源》**（The Roots of Disease）這本書順利完稿，並於 2002 年出版。

大受歡迎的廣播節目和書籍，大大地增加了我的曝光率，讓我被牙醫主管機關盯上，成為主要目標。任何評論或質疑一個組織的信仰體系個體，都應該預期到組織對他的清算。雖然我知道有其他類似行為的牙醫也被盯上，但是我天真地覺得非

【編審註 3】

空穴感染（cavitation），即指因牙周病、根管治療或歪斜智齒，導致嚴重感染的死牙在拔除前就已產生，或在被拔除後，沒有被牙醫仔細清除周邊發炎、壞死組織，而在齒槽骨內形成的空穴感染（通常會導致骨壞死），其殺傷力等同於根管治療過後的死牙感染。

常安全。畢竟，我都讓患者簽訂一個非常詳細的知情同意書，而且從來也沒有鼓吹或嘗試說服任何患者接受治療。

事實上，我講過比我實際治療的人多得多。我有病理報告和微生物培養，確認所有被清除的牙齒及周圍骨頭的感染，且具有科學支持所有的治療決策。

然而，如同職業紀律辦公室（OPD）律師向我說明，牙醫委員會對這一切都不感興趣。很明顯的，所謂的科學有效性和積極治療效果與此並不相干，他們關心的是完全不同的議題。

紐約州牙醫理事會開始進行一項調查，針對我以前一位曾被我拔除兩顆根管治療牙齒的病人。他們要求一份我的病人病歷，和所有 X 光片的副本。儘管有點擔心，但我確知我的治療是正確的，而且十分自信地認為，這些資料經過審核後，將很清楚顯示這項紀律調查行動，沒有任何依據。

不久之後，出乎意料之外，我收到了職業紀律辦公室（OPD）的來信，指控兩項嚴重失職的罪名。

首先是對兩個根管治療牙齒「**任意拔除**」，另一項指責違反道德規範。牙醫委員會指出我在網站上的陳述：「在學習了解到一些牙科手術的危險性後，我改變了治療的重點。」這隱含著我比其他牙醫優秀的聲明。透過他們片面的詮釋，這樣就是直接違反了道德規範。

單面認定違規的處罰：撤銷牌照！

他們決定吊銷我的執照，因為我拔掉二顆被嚴重傳染的根管治療牙齒。

其中一顆牙，之前曾做過根尖切除術（apicoectomy），

那是一個在更早期根管治療失敗後所進行的作法。另一顆牙有一個垂直裂縫。**這兩顆牙的病理症狀，都證實它們有嚴重感染，以及周圍骨質的慢性骨髓炎。微生物培養也顯示，感染的顎骨有多種的細菌。事實如此明顯**，即使不是牙醫都可以知道，我的治療 100% 的適當，而且維護了病人健康的最佳利益。

有趣的是，病患在找醫生看感染的牙齒時，可以選擇根管治療或拔牙。如果患者選擇拔牙，而不是根管治療，這絕對沒有違反專業操守。然而，根管手術完成後，病人就無法改變心意了。任何拔掉已被治療牙齒的牙醫，可能會被指控不當行為。

這實在是相當荒謬的一件事，假如牙醫叫病患拔掉，病患自己想保留經過根管治療的牙齒，這才是不當行為。然而，這絕對不是我的情況。病人特別找到我，就是要我拔掉那兩顆根管治療的牙齒，有 X 光片病理依據的那兩顆牙。病患甚至在拔牙後還來信感謝我。

我隨即諮詢了醫療疏失保險業務員，要拿保險理賠，他們說，這些指控不在保單理賠範圍內。意味著我得靠自己。

即便如此，我仍然相信，一旦我將所有資料提交給職業紀律辦公室（OPD），這些指控都將撤銷。沒錯，**我曾公開表示反對牙科最賺錢的手術之一，不難想像牙醫委員會為什麼要詆毀我，而且讓我無法執業。**但我仍然希望職業紀律辦公室（OPD）的律師能夠客觀地了解到——我沒有做錯任何事情。

我聯繫了分派到我這個案子的職業紀律辦公室（OPD）律師，我們開始對職業紀律辦公室（OPD）將如何調查來進行討論。我給他無數的科學根據來支持我的療法，許多病人也為我寫信給牙醫委員會，陳述他們對我的肯定。

經過審查，律師表示牙醫委員會並未扭轉最初的決定，而且職業紀律辦公室（OPD）要全面起訴。我既厭倦又沮喪，

開始意識到我即將進入絕望的困境。

過了一段時間後，律師打來電話，要我安排一個非正式的和解會議。這是一個簡單會議，由被告與職業紀律辦公室（OPD）代表會面，討論如何處置。他問我何時有空可以安排。我告訴他，我只有星期二早上不行。

不久後，他又打電話給我說，非正式和解會議定於週二上午。我提醒他，週二是我說過唯一不能參加的時間。幾天後，我回電給他說，我重新安排了時間表，現在能參加那個星期二上午的會議了。

但此時這已經不再是一個選項了。他告訴我這時段已經沒了。我再問下一個可以的時間，但是他告訴我說，和解會議的舉行「是不可能的了」。他說，自從我最初說「沒法參加被安排好的時段」後，就沒有任何其他的時段了。結果已經決定：我的牌照仍要被撤銷。

整個過程當中，甚至連假裝的公平都沒有。

顯而易見的，他們唯一的計劃就是要剝奪我的執照。而且，既然從事專業的證照被認為是一種特權，而不是權利——即使要取得這樣的執照，可能花上一輩子的努力和犧牲——沒有保障正當程，沒有公平審判，也沒有「在證明有罪之前是無罪的」這些事。牙醫委員會和職業紀律辦公室（OPD），都並不像美國法律體系受到同樣規則的約束。

我想知道究竟是誰在背後捅我，所以我依照資訊公開法（FOIA）申請，要求知道關於我的案件狀況，看看究竟誰是作出這些如此深刻影響的決定。

我的請求被拒絕。很顯然的，紐約州評議委員會本身豁免於資訊自由法，而且不釋放任何訊息。只要他們認為適當的話，他們可以完全保密，不管任何理由。

在這時刻，我決定聯繫當時為美國參議員的希拉蕊·克林頓（Hillary Clinton）。我打電話到她的辦公室，並對一名工作人員解釋整個故事的來龍去脈。我也發出和給牙醫委員會同樣內容的文件，到她辦公室。希拉蕊議員認為，對我的指控有權作進一步的討論。因此她寫了一封信，要求職業紀律辦公室（OPD）對此情況進行再一次審核。不幸的是，她的信甚至沒有減緩處罰執行的步調。

不久後，職業紀律辦公室（OPD）律師打來電話，告訴我：案件將由三名紐約州的獨立牙醫進行重新審查。我要求允許能和這些牙醫對談，再一次，要求被拒絕。

律師來電的幾個星期，他告訴我，三位重新審查案件的新牙醫都有相同結論，這兩顆牙齒不該被拔出來。依據手術部位的病理和微生物報告，這真是荒謬的結論。

於是我問他：「這三個牙醫在什麼地方？」他告訴我，一個在紐約市，一個在長島，還有一個是在紐約州的西北區。

「好吧，如果他們相隔那麼遠，那他們要怎麼樣才能夠這麼快地複查 X 光片，和所有我給你的資料？」我問道。

「他們沒有，」他回答。

「啥？他們沒有？他們甚至沒有複查 X 光片，然後就得出和牙醫委員會相同的結論？誰才是真正失職的人？這叫作公平正義？」

他知道他剛剛說了什麼，他不應該向我透露的。「聽著，你是個聰明人，」他說。「忘掉真相、忘了公平正義。這和公平正義一點關係都沒有，也和患者無關，這是他們的程序。」

突然，職業紀律辦公室（OPD）的真實動機變得更加清晰：他們只想要我永遠閉嘴，而我從一開始就沒有機會贏。

我無法再回去職場行醫了，也無法尋求自己合法的「權利」。

律師不知道的是，我有錄音，很多與他的電話交談錄音。我不會聽任這件事被抹煞掉，因此打電話給紐約州評議委員會的首席。我留了語音郵件，說明情況，接著陳述指出州牙醫委員會和職業紀律辦公室（OPD）都是腐敗的，並重申職業紀律辦公室（OPD）律師告訴我關於委員會的事。我說我有這個錄音帶，並放了一部分之前和職業紀律辦公室（OPD）律師的對話，證明確實有錄音。

第二天，接到律師的電話。他說，委員會願意撤銷我所有的指控，如果我接受有違規紀錄的訴求。違規紀錄只是輕描淡寫的處罰，但這仍然可使他們保護自己，未來免受惡意起訴的處罰。

我不想接受這個認罪協商，但是在和處理過許多委員會案件的律師談過後，他勸我接受。他說，如果我有很確實的記錄，可以告它，但是並沒有，**這會花上五年的訴訟，還有近 25 萬美元的律師費；我可能會獲勝，但他們仍會找到一些其他的方式來修理我。**所以，我極不情願地接受協商，2006 年 7 月我簽署了認罪協議。

當時，這似乎是一個相當無害的解決辦法。但是因為這個「小小」的違規紀錄，保險公司立即將我列為「高風險」執業者而拒保醫療疏失的部分。為了取得醫療事故保險，我不得不參加紐約州的高風險分擔群組。**我的醫療疏失保費，從每年原本約 8,000 元美元，主要是針對口腔手術的，突然猛爆到每年近 80,000 元美元。**

職業紀律辦公室（OPD）及其律師聯合起來擺了我一道，認罪協商的結果，表面上保住了執照，但我再也付擔不起回職場行醫了，也無法再尋求自己合法的「權利」。

一年的漫長過程，壓力幾乎毀了我，我的職業生涯這麼被輕易的、不公正的剝奪，足以讓我瘋狂。我知道，如果再回去執業，牙醫委員會最終還是會再找上我。他們的勝利是全面致人於死地。

假使要再次撐過這個過程，我連想都不敢想。我的牙醫生涯完了，所有多年的教育和執業突然就終結了。我無法用言語形容現在經歷的感覺。

我睡不著、吃不下，覺得很孤單。該怎麼做？我不得不轉行。即使還想留在牙醫這行，巨額的醫療疏失保費，把這種可能性變得遙不可及。

因為實在難以接受，我決定尋求其他的執業方式。但是，其他可能性也是很快的就被搞掉了。

因為對於根管治療的立場，「QuackWatch 庸醫黑名單網站」寫了一篇有關我的文章，張貼在網上。QuackWatch 是聲稱揭露欺詐性醫療行為和信仰的網站。他們做的事情有些是好的。然而，在我看來，它的一些行為只是為了讓「具有反對主流醫學或主流牙科意識形態的人閉嘴」而已。

更重要的是，這篇文章連接到一個 GOOGLE 的網頁，當有人搜尋就會查到。也就是說，當他們用 GOOGLE 搜尋我的名字時，人們看到的第一件事正是 OPD 的違規記錄，這對名聲和未來的影響，可說具有嚴重的毀滅性。

我嘗試應徵其他工作，但從來就沒有進入面試階段。有一次，當一個潛在的雇主 GOOGLE 我的名字，看見 QuackWatch 的文章和執業紀律辦公室紀錄，當場就被拒絕了我。

「我要如何找到一份工作？」

一個律師朋友說：「為什麼不改名？只要改變名字就好。」

　　這個想法，初聽起來頗為瘋狂，但是經過考慮之後，開始覺得有點意義。所以 2008 年時，我將名字改成科爾·薩默斯（Cole Sommers），希望有個新的開始。

　　我相信，只要繼續執業，科學研究的公正檢討將還我清白。

　　改名不久後，QuackWatch 就發現了，並且張貼在其網站上。在 GOOGLE 搜尋「科爾·薩默斯」，第一個出現的連結又是他們的文章；執業紀律辦公室也將我的新名字和違規，登錄在其網站上。

　　現在，在 GOOGLE 搜尋新名字，所有人都會立即找到這個惡毒訊息。QuackWatch 關於我的文章最終被刪除了，但執業紀律辦公室的資料，仍然在搜尋名字時會出現。

　　儘管如此，令人難以置信的不公追殺，使得我既憤怒又痛苦，我對牙醫同仁還是心懷善念，我希望他們不會受到傷害。但數百萬人的健康仍是處於危機之中，我仍相信，科學研究的公正檢討將會還我清白。如果事實造成牙醫的為難，而且牙科需要改變他們的作法，那就改變吧。健康和患者的福祉，必然是主要的考量。

　　我也明白，保護牙齒、牙髓產業的機構和協會，將全力反對任何有關**根管治療可能引起或導致全身性疾病的論點**。

　　如果將根管治療的真相展現在大眾面前，數千億美元的產業規模會受到威脅，保險業也可能會遭遇一場金融海嘯；這可不只是為了牙醫，也是為了這些機構或協會本身。

　　根管治療的真相，將如何影響保險業？勢必有許多潛在的鬥爭。其中之一，在於「醫療保健」和「牙科保健」對於保險之定義。最近的經驗揭露，這可能如此發展……

　　大概一年後，州立牙醫委員會的指控行動結束後，我收到了來自紐澤西州總檢察長辦公室的電話。保險公司已經對我提

出投訴，指控犯了保險詐騙罪。他們想來採訪之前治療過程，且為此提交申請醫療保險索賠的患者。他們告訴我這名病人的名字，於是安排了一次會面。

我打電話給那名病患，問他是否知道此事，他告訴我，兩名紐澤西州總檢察長辦公室的調查員，曾到他工作的地方看他，並且問了很多關於治療的問題。經過冗長的討論，我的前病患告訴他們：「聽著！你抓錯醫生了！我感覺他比別的醫生做得好過一百倍，而且我的血液檢查報告也明顯改善。」「為什麼要調查他？」

因為沒有辦公室，這兩名調查員於是來到我家。他們坐下來，打開錄音機，然後檢討患者的病歷，其中包括拔掉五顆上排牙齒的治療。每顆牙齒都有嚴重的感染，延伸到周圍的顎骨和上頜竇的底部。病理報告顯示，病徵位於上頜竇，源自於圍繞這五顆牙的顎骨。

我的治療包括去除這五顆牙齒，對於受感染的顎骨清創，去除鼻竇感染的組織，並關閉上頜竇和嘴之間的開口，這是屬於一種延伸性手術。

調查員不停地詢問有關外科手術，尤其是拔牙問題，說明拔牙是嚴格意義上的牙科治療。

我告訴他，**拔牙是這個手術中最基本的程序。最重要的部分是除去受感染的骨頭，還有鼻竇內的感染組織，以及封閉竇與嘴之間的開口**。他不停地施壓，說著：「這是牙科治療，並非外科手術治療！」調查局認為在醫學上無權對上頜骨進行清創醫療，並堅稱這應該是純粹的拔牙手術，嚴格定義的牙科程序，而不是一個外科手術治療程序。

最後，我掏出全景 X 光片，並把它放映出來，**指出所有顎骨內的感染，以及它如何擴展到上頜竇。然後給了對方一支鉛筆，請他在 X 光片上畫出哪裡是牙科和外科的界線**。

他當然做不到。一兩個星期後，收到調查員的來電，此案終結，沒有欺詐或瀆職行為。我鬆了一口氣，覺得自己有某種程度說服了決策者。（見附錄 G）

如果牙醫委員會和紐澤西州總檢察長的調查還不夠，還有兩位律師，一個住紐約，一個住在加州，他們在 Craigslist（分類廣告網站）和其他互聯網慫恿患者起訴我。其中一人還聯繫了讓我施做手術的醫院，試圖讓醫院撤銷我使用該設備的權限。

我甚至涉入另一個牙醫的醫療疏失案件，只因為以前治療過同一個病人。

但是，那名病人甚至不知道我也被列入這場官司！她對我說，她很高興有我的治療，並且不明白為什麼我會被起訴。顯然她的律師在她不知情的情況下，將我列入被告當中。

總結思考：真理終會佔上風

無論牙科在此議題採取哪種立場，只要根管治療的牙齒，和健康狀況之間的關聯性，能被主流醫學所接受，這些拔牙的手術與昂貴的復原費用，都必須由醫療保險承擔。

這就像那些對菸草業提起的集體訴訟一樣，對牙醫醫療疏失的訴訟可能會就此爆發。

誰會真正關心證據是不是壓倒性的？事實真的重要嗎？也許我應該閉嘴，乖乖坐下。我心裡多少希望如此……，但我做不到。

人們經常問我，如果能再回去執行業務的話題。我的回答是，即使醫療疏失保險的保險費負擔得起，我也永遠回不去了。我也邀請他們閱讀本書中的訊息，看看我身上發生了什麼事；然後捫心自問，如果是自己的話，會怎麼做？

　　委員會的作為，粉碎了我對於「真理總是佔上風」的信念。生命中從來沒有承受過這麼沉重的壓力，它不僅對我個人和我的家人造成嚴重的負面影響。我根本無法再經歷一次。

　　歷史上有很多試圖講真話的人，他們的生命往往遭受到踐踏和毀滅。

　　是的，我想還「我的名字」清白，名聲對我來說很重要。但是，考慮到金錢、輿論，以及其他能用在身上的資源，這一生能為此平反的希望為之渺茫。但是，我相信，真理最終會佔上風，提供完整的平反。

　　在此期間，湯馬士‧利維博士（Dr. Thoms Levy，本書另一名作者）和我希望可以藉由進步的科學，確認根管治療牙齒的風險，幫助讀者做出對自己牙齒和健康的明智決策。在此過程之中，如果這種「突擊」，造成某些對現代牙醫賴以維生的虛假基金會的打擊，這也不錯。

◉ 簡介

為什麼要質疑
根管治療的安全性

根管治療是安全的這件事，也是基於未經證實的假設的無效認定，即假設大多數做過根管治療的人，都沒有馬上生病。就算沒有做過根管治療的人，還是會得到癌症、心臟疾病、糖尿病、老年癡呆等，這也是事實。但這種說法，並不能證明或反駁根管治療手術的安全性。這個爭論完全是假議題，故意誤導。

> 12 多年來，我們一直主張，有足夠的科學證據能將根管治療和疾病連結在一起。
>
> 根管治療的死牙並非不長菌，可能滋生包含致病菌在內的細菌。還有在人體內的死牙，可能引起或導致全身性疾病。

「所有的真理都經過三個階段。首先，被嘲笑。其次，被強烈反對。第三階段，被接受其為不言自明的道理。」

——叔本華，德國哲學家（1788-1860）

「60 年前，『根管治療引起疾病』的迷思，就被拆穿了！」那些極力捍衛根管治療手術安全性的人這樣說。

根管治療的支持者聲稱，科學和數百萬的「成功」經驗站在他們這一邊。2002 年《疾病的根源》出版，執業牙醫就像那些在 20 世紀初的作者一樣，相信地球是平的。

我們想要提出一個平行歷史……

從「發瘋醫生」得到的可怕教訓

19 世紀中葉，在醫院由醫生接生的婦女，死亡風險比在家生產還要高出 20 倍。伊格奈・塞梅爾魏斯醫師（Dr. Ignac Semmelweis），一位匈牙利婦產科醫生，對於他和醫療同事們因為產褥熱（即產後感染）失去近三分之一的產科病患而抓狂，而今，產褥熱確定是 A 型溶血性鏈球菌（GAS）的細菌感染。

　　分娩後的 24 小時內，塞梅爾魏斯醫生往往會發現，自己為了保全母體不被發燒、嘔吐、腹瀉、絞痛、產道膿稠分泌物等產褥熱的臨床症狀肆虐，而繼續日夜奮戰。如果沒有補救措施，幾乎無一倖免，他只能眼睜睜地看著這些可怕的症狀，蹂躪產後的母體，直到死亡。通常，其他嚇壞了的、淚眼婆娑的產婦，在他的產科病房乞求允許離開醫院，因為她們認為，醫生和分娩過程中的產褥熱多少有關，而且隨之而來的，幾乎總是死亡。

　　塞梅爾魏斯拼命地尋求答案。隨著時間的推移，他注意到，醫生和學生——這種病在教學醫院中最普遍——**都因為日日在醫院太平間，解剖前一天產褥熱喪生的婦女。**

　　他假設有一個「致病的毒素」，這些醫生可能會從死亡的患者傳給那些在產房的患者。基於這項觀察，**他堅持要求所有學生在接觸病人前要洗手。隨即，在部門照顧下的患者，產褥熱的發病率急劇下降。**因為確信自己正確地診斷出病源，發現有效的預防措施，他強烈建議所有的同事都要洗手。

　　他的同事們很快就拒絕了這些衛教建議，並且批評他。畢竟，接受他的理論等於是承認疏失，而需承受難以想像的指控，讓人認為他們應對成千上萬產婦的死亡負責。因塞梅爾魏斯醫師的「**洗手規約**」被強烈反對，**拒絕他的同行們硬是將他逼到瘋掉。1865 年，他在精神療養院中去世。**

　　相較於對細菌感染更加了解的二十一世紀，塞梅爾魏斯的「致病毒素」概念似乎是「不科學的」。但他對現代微生物學的無知並未影響他的呼籲，因而成為普遍接受的醫療實務。他正確地將焦點引導到正統的健康問題。

　　值得慶幸的是，一個半世紀後，醫院的「洗手規約」比塞梅爾魏斯想像得更加嚴格。不幸的是，這位可憐的醫生在生前從未能為自己辯白——數以千計未經正確處置的新媽媽

們無辜喪生，而他的「洗手規約」被無情地嘲笑，幾乎無人理睬。

幾個常見的邏輯謬誤爭論

有些人試圖透過指出，過去 50 年已有數以億萬人進行這項治療，來證實根管治療的安全性。邏輯上，這種說法根本不堪一擊。同一時期的美國，也有**數以億萬人抽菸，這是否證明抽菸其實安全無虞？**

幾十年來，菸草行業認為，在吸菸和疾病之間的科學證明並不明確。事實上，這點在技術層面上是沒錯的。

大型人口研究表示，那些抽菸罹患肺癌和心臟疾病的人，比沒有抽菸的人發病率高得多。但是我們怎麼知道，這些觀察並非巧合，或是有沒有其他因素的參與？畢竟，不管他們吸入的數量和時間長短，不是每個得癌症和心血管疾病的人，都有吸菸。不吸菸，並不保證能免於癌症或心臟疾病，這也是事實。

然後，就有這種聰明但完全無用的話術：「如果吸菸這麼糟糕，但又這麼普遍，為什麼我們沒有看到──身旁的人因為與吸菸有關的疾病而暴斃？」這個隱含的「推論」背後，有個更好的說法：

- 我們身邊都有人在抽菸。

- 我們從來沒有看到身邊的吸菸者暴斃。

- 因此，吸菸是安全的。

然而，在這些無聊的文字遊戲結束後，人們還是很難找到「一個聲稱吸菸不會有嚴重健康風險」的科學家。這就是為什麼，美國銷售的香菸包裝上，都有個警語：「警告：『吸菸可能會危害您的健康。』」

同樣的，**根管治療是安全的這件事，也是基於未經證實的假設的無效認定**，即假設大多數做過根管治療的人，都沒有馬上生病。就算沒有做過根管治療的人，還是會得到癌症、心臟疾病、糖尿病、老年癡呆等，這也是事實。但這種說法，並不能證明或反駁根管治療手術的安全性。這個爭論完全是假議題，故意誤導。

現在，反駁這個邏輯上的謬誤並非重點：「如果根管治療這麼糟糕，為什麼我們沒有看到身邊有人猝死。」

證明根管治療安全性的唯一方法，是重複進行科學的研究。這些研究必須：

1、能顯示出：根管治療的牙齒，事實上並無病原體和毒素，或「假使」受到感染。

2、並要證明：牙齒中的致病原，不會滲透到周圍的**血管**或**淋巴系統**。

這樣的研究尚未公佈，不然媒體早就大肆報導。

兔子皮下隱藏的大量證據

12 年來，我們一直主張，**有足夠的科學證據能將根管治療和疾病連結在一起**。然而，對手不只「不願承認」這個議題值得調查，還用空泛的話術進行反駁，像是 2014 年他們是這樣說的：

1951 年，「美國牙醫協會期刊」出版了一個意義非凡的特別版本，回顧了科學文獻，轉換施行標準，回到可保存牙齒狀況的非活髓根管治療。JADA 審查了普萊斯博士從 20 世紀 20 年代的研究方法，並指出他們在許多方面缺乏現代科學研究，包括缺乏適當的對照組和誘發過量的細菌。[1]

威斯頓・普萊斯博士（Dr. Weston Price），就像伊格奈・塞梅爾魏斯博士（Dr. Ignac Semmelweis）一樣，表達了對接受根管治療可能引起疾病的關注，普萊斯也質疑這個已經被接受的概念——大多數根管治療是在感染原本無菌的牙髓，和根管系統內感染發生的時候進行，而根管治療可以成功的消毒被感染的牙齒。

為了證實理論，他對已經拔除根管治療牙齒，進行了精細的實驗。在一個案例中，他把這種牙齒放在兔子的皮下，**兔子在 4 天之內死亡**。他將牙齒取出，又植入到另一隻兔子皮下，那隻兔子也很快的就死掉了。然後，**他對另外 30 隻兔子重複這一個過程，牠們都在植入皮下 4 天後死亡**。

最終，普萊斯測試了數以千計根管治療而感染的死牙，他的試驗清楚地表明：

- 所有之前進行過根管治療的牙齒，拔下來之後，仍然含有巨量的病原微生物和毒素。

- 所有拔下來的根管治療牙齒不可能沒有感染，即使用牙醫標準的滅菌方法消毒，當死牙還在口腔裡，根本辦不到。

- 上述 32 隻家兔，全部都陸續在皮下放置同一顆根管治療牙齒，並全都在 4 天後死亡。

- 皮下植入非根管治療牙齒的兔子，沒有一隻表現出任何不良影響。

基於這些結果，普萊斯博士相信根管治療牙齒有毒性和**感染性，他假設這樣的牙齒，如果仍然在患者的口內時，有可能散播感染疾病到身體的其他部位**。

誠然，有些人將他的理論扯太遠。有些牙醫和醫生冒失的指稱所有疾病都來自於此——就算是非感染、有必要留下

的牙齒也一樣亂拔。他們開始胡亂拔掉患者所有可疑的牙齒，以取得立即可見的療效。在某些情況下是有效用的，但是在許多其他狀況下，拔牙後也未見改善。

牙科專家迅速點出拔牙情況的氾濫，以此來抹黑、反對根管治療的全部論點。但我們無法指正這樣的混亂——「亂拔牙醫」（tooth-jerk）的反應，反而在某種程度上強化了「根管治療是安全的認知」。**亂拔牙和根管治療的安全性，其實是兩件不相干的事。**

另一種普遍的論點也經不起邏輯的考驗。韋斯頓普萊斯在兔子的皮下植入上千顆根管治療的牙齒。**無一例外，這些動物很快就死亡，或者是和那位患者（牙齒的主人）也患有相同的疾病。**而植入未做過根管治療牙齒的兔子，則都沒有生病。

全球沒有一個科學家可以宣布根管治療絕對安全，在審查上述的調查結果後，僅僅只是因為當時普斯萊醫師沒有採用在他去世後，才有的實驗控制規範。即使普萊斯博士的技術未能達到目前的研究水平，他也提出了足夠的證據，證明需要進行進一步的測試。

然而，為什麼美國牙醫協會，從來沒有主辦過這樣的測試實驗？

即使舉證歷歷，為什麼專業牙科拚死也要抨擊？

即使有這麼多證據顯示，根管治療牙齒與全身性疾病的關係，仍然感到非常不解，為什麼專業牙科持續對這些證據漠視與攻擊。

撇開金錢的因素，一定有其他因素，使得這些專家「如此積極」的攻擊任何這樣發言的人。即使美國牙醫協會 ADA 沒有 100% 的相信，難道他們不該至少有點好奇，而從事相關

研究，以求真相，而不是用一籃子聲明說：「任何情況下，根管治療的牙齒都不會引起全身性疾病？」

隨便找個聰明的、沒有牙科專業概念的門外漢，來解釋本書的如下重點：

- **根管治療的死牙並非不長菌，可能滋生包含致病菌在內的細菌。**
- **這些細菌及其毒素會滲出牙齒，根管治療的死牙周邊，會發現相關的根尖牙周炎（apical periodontitis）。**
- **還有在人體內的死牙，可能引起或導致全身性疾病。**

舉幾個支持這些論點的研究，幾乎人人都會說，這聽起來非常合理。他們一下就懂了，這不用改變什麼大信念，就可接受這個論點。但是如果要大多數牙醫有相同的看法，卻是不可能的，他們反而會極力否認這事實。

為什麼兩個群體之間的接受度，有這麼大的區別？

就算有很多研究報告支持，原本應該是牙醫較能接受的看法，反而比一般老百姓更無法接受。畢竟，**牙醫有著學歷和工作經驗，自能充分認識這門科學。但是，很可能就是因為這樣教育體系和經驗，要他們搬石頭砸自己的腳，並接受與他們中心思想相違背的證據，還有改變專業上的團體盲思，是一件很難或根本不可能的事情。**

對於沒有利害關係，以客觀評估資料來形成定論的人，要認定這項事實自是容易得多了。

也許牙醫會否認「根管治療牙齒相關的系統性風險」的主要原因，是因為「確認偏差」（Confirmation bias）。

確認偏差是接受確認一個信仰體系的信息，而同時忽略

對已被接受的信仰體系的挑戰訊息。這常常發生在政治上，每個政黨都用完全相反的方式來詮釋同一套客觀事實。只要打開各種有線新聞頻道，這些現象都表現的相當明顯。

看看人類探索太空的案例。NASA 從 1960 到 1972 年間，完成驚人的水星、雙子星和阿波羅登月計劃。現在看起來，當時參與太空計劃，大多數人的心態：「這是他們工作和個人的驕傲之一。」整個 NASA 到所有分包商的想法是：「如果某個部分要失敗，不會是我的那一部分。」

但是，隨著時間推移，NASA 也起了變化。也許是因為預算的膨脹、政治和經濟的壓力而影響到政策。無論如何，1969 年阿姆斯壯和奧德林登陸月球時，搭乘的阿波羅 11 號，已經和因為 NASA 忽視固體火箭助推器接頭導致事故的挑戰者號，還有因為主油箱泡沫不斷脫落的問題，損害機翼，並且其後折返時，引發毀滅的哥倫比亞號不一樣。讓我們來看看「確認偏差」，如何導致這兩個悲慘事故。

1986 年 1 月 28 日，挑戰者號載著七名航員，正要從卡納維爾角升空。在之前的任務中，莫頓聚硫橡膠的工程師，就是挑戰者號固體火箭助推器的製造商，觀察到固體火箭助推器之間的 O 型密封環損壞了。

這些 O 形環會密封增壓段之間的節點，對於防止熱氣從這些接頭漏出是非常必要的。其中一名工程師羅傑，曾寫備忘錄警告上司：「寒冷的氣溫將使得這些 O 型環彈性變差，影響其密封能力。」挑戰者發射的早晨，氣溫在零度，羅傑強烈建議延後發射，直到氣候變暖。莫頓聚硫橡膠和 NASA 對 O 型環的整體討論共識是：「過去從來沒有和 O 形環災難性的損壞，而且 O 型環在暖天候時，也會發生故障。」

甘迺迪中心的高階主管艾倫・麥克唐納，認為固體火箭助推器在這寒冷的氣溫發射是不安全的，建議延後發射。然

而，NASA忽略麥克唐納的建議，並轉找莫頓聚硫橡膠在猶他州的廠商諮詢，取得共識後，仍然決定發射挑戰者號。

發射後72秒，主油箱爆炸，因為固體火箭助推器的接頭密封失靈，一次激烈的火焰衝出後，衝撞主油箱。所有七名太空人喪生。O型環的確實出問題了。羅傑和麥克唐納的判斷是對的，儘管所有證據都顯示寒冷天氣會造成固體火箭助推器分段的密封出問題，NASA還是發射了。

羅傑斯委員會進行這起事故的調查，物理學教授理查費曼博士拿了一塊O型環材料，先展示室溫下O形環的彈性和柔韌性。然後，他把一塊O型環放在冰水中幾分鐘。當他拿出來後，O形還變得僵硬沒彈性。寒冷使這個O形環材料，不足以密封固體火箭助推器之間的間隙。這個非常簡單的展示，明顯的證實羅傑和麥克納一直聲稱的事實。

哥倫比亞號的悲劇發生在2003年2月1日。在2003年1月16日發射後，一個手提箱大小的一塊泡沫保溫材料，從外部燃料箱裂解後擊中機身左翼。從主油箱分離的泡沫材料，幾乎在所有的太空梭發射過程中，都沒有造成過任何意外事件，因此這件事被認為是不要緊的，發射仍是安全的。

但是這次不行！一塊泡沫擊中正在加速的太空梭左翼，打出一個洞，使得這群太空人劫數難逃，一塊隔熱片造成災難性的毀滅，因為熱氣體再進入左翼導致發射失敗——太空梭在德州上方解體，七名太空人全部遇難。

儘管所有證據都顯示：寒冷天氣會造成固體火箭助推器分段的密封出問題，NASA還是發射了。

哥倫比亞事故調查委員會的報告書指出：

哥倫比亞號發射前的管理決策，反映了錯失糾正的機會，溝通阻礙或溝通管道無效，導致缺陷的分析，和無效率的領

導。也許最引人注目的事實是，管理階層……，展現了在理解問題及修正上……缺乏興趣。事實上，他們的管理技術，在不知不覺中造成阻礙，使得兩個工程考量和異議無法展現，最終形成盲點，阻礙了他們看到泡沫帶來的危險。

如果「確認偏差」可以發生在 NASA 的火箭科學家中，也一定會發生在美國牙醫協會（ADA）之中。

我們將討論「根管治療牙齒的系統性風險」和現在的研究，來支持我們的主張，並將之留給讀者來得出自己的邏輯推理。如同兩位史丹佛大學的心理學家所述：

「信仰」可以在強力的邏輯和經驗的挑戰下存活。他們可以存活，甚至能由大多數沒有信念的觀者都猶豫不定的證據所支持著。他們甚至可以在原始證據基礎徹底毀滅下生存。[2]

誰應該承擔舉證責任？

相對的，支持者繼續作出無異議且直白的聲明，宣稱「根管治療是安全的。」而不是進行自己相關的研究，他們靠著利己審查和委員會的結論，基於技術層面駁回普萊斯的研究。針對普萊斯的研究技術批評，並無法掩飾，沒有研究證實根管治療牙齒安全性的大黑洞。

這種研究不可能在不久的將來進行，即使有，本書目的為了提供一個持續成長的科學證據，證明：

1、疾病在身體中的部分「稱為感染病灶」能夠並且確實會在身體的另一部分產生疾病，即使這感染在來源上，並非臨床上普遍認知的明顯「元凶」【編審註】。

2、幾乎所有的（即使不是全部的話）**根管治療的牙齒，皆有慢性感染**。

3、以當前技術，從被感染的根管治療死牙中，去除所有的致病微生物，是不可能的事。

4、**根尖牙周炎**（牙齒根尖周圍組織的感染）源自於感染的牙髓，或根管空間。

5、最近研究指出，連結了**根尖牙周炎**與全身器官和結構等疾病，遍及各個器官與組織。

6、免疫系統無法、也不能對任何及所有**死牙感染**產生的病原體，以及從**根尖牙周炎**或感染的牙齒傳來的**毒素**，提供任何可靠的保護。

7、根管治療後的**死牙感染**，在臨床上已經和**心臟疾病**危險性增加產生關聯。

8、那些通常只停留在受感染牙齒中發現的微生物病原，已經在根管治療過後患者的患病器官組織中被發現。

美國牙髓病協會官方網站上說：「目前還沒有有效的科學證據證實，根管治療牙齒和其他疾病的關聯性。」與這種說法相反的是，我們認為在本書中科學研究的數量足以證明這樣的連結性，還有根管治療的死牙感染，和各種各樣的疾病之間其可能的因果關係。

最後，針對那些試圖透過消毒根管治療感染的牙齒，卻徒勞無功的做法，我們將提供更安全的替代方案。

檢視本文提出的證據。研究根管倡議者的反駁。至少，我們有信心，即使是最堅定的懷疑論者，只要保持一個開放

【編審註】
即指主流醫學「頭痛醫頭、腳痛醫腳」，在以症狀治療為前提考量之下，醫師經常忽略造成疾病的根本問題所在。

的心態，**同意有理由懷疑根管手術的安全性**。

　　最終，如同塞梅爾魏斯「**洗手規約**」的案例，我們仍然認為，如果實施合法正當的科學研究，將驗證我們的主張，希望 2002 年第一次出版的資訊可以不斷擴張，同時鼓勵牙科和醫學界雙方面都能積極研究這個課題，並賦予你、讀者和病人，聰明並適當地質疑你的牙醫有關治療的風險，並有益於你所有其他疾病治療。

羅伯特・克拉茲
（Robert Kulacz, DDS）醫師

湯馬士・利維
（Thomas E. Levy, MD, JD）
醫學博士，法學博士

The
Toxic Tooth

How a root canal
could be
making you
sick

chapter 1

根管治療案例：
留住牙齒，
卻毒害身體！

從牙齒中挖掉痛覺神經，截斷了免疫系統的反應，但這並不能「治癒」這顆牙齒，這比局部麻醉劑「治癒」疼痛好不到哪裡去。

疼痛雖然被解決了，但對治好這顆牙齒潛在的感染問題，卻一點幫助也沒有。

> 目前的證據顯示，有一部份的人可以肯定，是因為根管治療後的死牙而增加疾病的風險和病程。
>
> 近期的科學證據顯示，感染和毒素幾乎留在所有根管治療的死牙內，和許多病症有緊密關聯性。

根據美國牙髓病協會的官方網站所言，根管治療的目標是「減輕你的牙痛，並搶救你的笑容。」同時解釋了根管治療的過程：

「牙髓（根管）治療可以治療牙齒內部，當牙髓發炎或感染時，根管治療是必要的處置。發炎或感染可能有多種原因：進一步蛀牙、重複牙科手術、有缺陷的牙冠，或是牙齒裂紋或脆化。此外，牙齒的外傷，即使是不可見的碎屑或裂紋，都可能導致牙髓損壞。如果牙髓發炎或感染不及時治療，就會引起疼痛或導致膿腫。」

「然而，根管治療是如何『挽救』牙齒的呢？根管治療時，牙齒會先被鑿開一個圓洞，發炎或受感染的牙髓被挖除，牙齒的內部被仔細清理並消毒，然後進行填補，並用被稱為牙膠的橡膠狀材料密封。然後，牙齒用牙冠或填充保護。修復後，牙齒仍像其他牙齒一樣的發揮功能。」[1]

一切看來健康又無害，但真的是這樣嗎？

從表面判斷，一顆牙齒被「保存」下來了，但是魔鬼還在細節裡。

先前是受感染的牙齒，而今能保有美麗的笑容，也不會疼痛了，用他們的話來說，這叫「拯救」，但是這並不能確保牙齒真正安全。壓倒性的科學證據表示，幾乎所有的根管

治療後，牙齒仍會受到感染的侵害，在口中緩慢且持續不斷地滲漏，引起疾病的病原體和毒素，侵入身體的其他部位。

從牙齒中挖掉血管痛覺神經，就等於截斷了免疫系統，雖然不再疼痛，卻不能「治癒」這顆牙齒，這比局部麻醉劑「治癒」疼痛好不到哪裡去。疼痛雖然被解決了，但對治好這顆牙齒潛在的感染問題，卻一點幫助也沒有。

無知可能是幸福的……直到中風、心臟發作、癡呆、關節炎或癌症，打破了平靜的幸福。

根據現有資料，根管治療牙齒對健康的負面影響，是非常驚人的！根據專業統計，美國每年進行的根管治療超過2500萬顆。最近的研究指出，**採用這些方法造成的二次疾病治療成本，比其本身的成本還要高出許多倍。**當然，這只是治療的成本問題，而病人所付出的代價相對高多了。【編審註】

要知道，一開始只有根管治療，但這正是問題的開端。本書內容不打算指控或暗示這些治療的醫療失當，或是故意傷害牙醫業。絕大多數的專業人員都很真誠、勤奮、認真，並關心病人的健康。這些人只是依他們醫學院被教導的事，做他們認為有益的治療程序，且對所學深信不疑。

另一方面，促進牙髓治療的材料商和網站，經常聲稱：針對質疑根管治療的安全性，沒有任何的科學依據。但這是完全不正確的事，且不負責任。近期的科學證據顯示，**感染**

【編審註】
台灣20幾年來的健保制度，見證了作者所敘述的真實性，台灣是目前全世界根管治療實行最多（密度最高）的國家，施作品質亦良莠不齊，而在二十幾年的全民健保「福利」之下當今台灣有最高的洗腎率，持續攀升的癌症、失智，與高達60%的老年長照人口。

和毒素幾乎留在所有根管治療的死牙內，和以下病症有緊密關聯性：

- 阿茲海默症（發病／加重病情）

- 僵直性脊椎炎

- 氣喘（惡化、增加支氣管的發炎）

- 生產問題（新生兒體重過低、早產、產婦貧血）

- 癌症（肺、腎、胰腺，和血癌等）

- 心血管鈣化

- 腦血管疾病

- 慢性阻塞性肺炎（COPD）和助長惡化

- 冠狀動脈心臟病（CHD）

- 糖尿病

- 內皮細胞功能失調

- 癲癇（增加癲癇發作的嚴重程度）

- 聽力損失（突發性感知神經異常）

- 高血壓（高血壓和高血壓死亡率增加）

- 血清膽固醇和低密度膽固醇（LDL 壞膽固醇）升高

- 腸炎

- 腎臟疾病

- 代謝症候群（導致 CHD 增加）

- 肥胖

- 骨質疏鬆症（刺激破骨細胞活性）

- 肺炎等肺部感染

- 子癇症（風險增大）【編審註】

- 牛皮癬（銀屑病）

- 類風濕關節炎

- 敗血性肺栓塞

- 中風（風險增加，還有更嚴重的腦神經功能缺損）

- 紅斑性狼瘡和加速惡化

- 血管系統疾病（如伯格氏病和靜脈曲張）

- 關鍵性維生素（C 和 D）缺乏症（耗損）

另外，解剖證據表明，根管治療的目標，即通過除去感染（滅菌）來「拯救」牙齒，並創建一個無細菌的密封室，以防止再次感染和滲漏，**不管理論和實務面，基本上都是不可行的**。接下來的章節中，將用科學研究來證明所有的根管治療牙齒，實際上都有感染和滲漏的危險。

根管治療的支持者斷言：「健康的免疫系統能夠在幾分鐘之內，處理根管治療後剩餘的任何傳染病菌。」

這一謬誤觀點，將被科學實例完全推翻。不幸的是，不只是病原體將造成危險，**根管治療後的死牙，在缺氧環境中所滋生的微生物，會產生有機劇毒，而癱瘓我們的免疫系統**。

有些人質疑「根管治療牙齒危險一說」的真實性，指稱如果這些是真的，我們身邊有做根管治療的人都可能隨時暴斃！

【編審註】
此症為妊娠毒血症，產婦所產出的新生兒之病變。

　　然而，真實情況是，數以百萬計的人因為**心臟疾病**、**腎臟疾病**、**糖尿病**、**癌症**，還有**老年癡呆**等症而死，還有許多人受**關節炎**、**肥胖症**、**代謝症候群**，以及**高血壓**之苦。

　　那些都是因為根管治療後的**死牙感染，癱瘓了免疫系統**，中箭落馬而死傷，根管治療後典型的**無痛死牙**，光是在嘴中，悄然的釋放出病原體和毒素，日復一日、年復一年，除非積極的做臨床評估和實驗室檢測分析，否則嚴重的問題可能輕易被忽略。

　　可以肯定的是，並不是所有病死或病苦的人，都是因為做了根管治療。但目前的證據顯示，有一部份的人可以肯定，是因為根管治療後的死牙，而增加疾病的風險和病程，但很少有人意識到這種風險。

　　嚴正警示是應當的，患者必須以文件被告知根管治療的風險，並提供根管治療的替代方案。

　　簡單地說，必須有一個**完整的知情同意書**，提供給患者考慮此一療程。牙醫不能選擇性忽略同業所發表的風險研究實據，描述有關根管治療死牙與全身系統性感染的風險，而去跟病人保證：根管治療是一個完全無害的程序。

　　後面的章節會提供證據，提出警告、說明風險，並提出根管治療的替代方案。

chapter 2

根管治療的
殺菌目標：
一項不可能的任務？

根管治療做到的，不只是減輕疼痛，
同時保持牙齒外觀和咀嚼功能。但
根管治療後的死牙，完全喪失了牙
齒的免疫與防禦系統——死掉的牙
齒，本質上無法和病原體戰鬥。

> 絕大多數情況下，根管治療後，疼痛就此消失，牙齒的外部結構看起來幾乎沒改變，也不會喪失咀嚼功能。誠然，這都是很正向的成果，非常值得期待的目標，但他們並未解決——絕大多數這類死牙留置體內的慢性感染。

根管治療宣稱的目標——「拯救」被感染的牙齒。

以專有名詞來說，它是透過清除牙齒中被感染的組織，以保持牙齒的外部結構和功能。一旦患病的牙髓組織、神經和血液供應都被移除，牙髓腔的內部將以特別的工具來加寬塑形。

進行根管治療的時候，**消毒的化學藥品（砷化物）被導引入根管系統，以消除所有的感染，也毒死了神經，牙齒也因此而死亡**。最終，空腔被填滿並密封，以達到盡可能降低再感染的機率。

絕大多數情況下，疼痛就此消失，牙齒的外部結構看起來幾乎沒改變，也不會喪失咀嚼功能。誠然，這都是很正向的成果，非常值得期待的目標，但他們並未解決——**絕大多數這類死牙留置體內的慢性感染**。

有兩個組織：美國牙醫協會（ADA）和美國牙髓病協會（AAE），熱切捍衛根管治療的安全性和有效性。他們提倡根管治療，協會及成員們提出令人印象深刻的統計數據，顯示其高度成功率。他們還聲稱：「沒有科學證據」證明根管手術的安全有問題。

這些組織的主要功用，就是保護成員並捍衛其利益，還有控告據說 60 多年前就已經被揭穿的「謠言」造謠者。當我們嚴謹的審視科學文獻，竟發現這些謠言未必只是傳言，像

明確宣稱「根管治療對全身健康絕對不會有任何風險」，無疑就犯了大忌。

他們吹捧的成功率（有些人聲稱高達 97％）令人印象深刻，直到他們所謂的「成功」定義被揭露。**只要一個根管治療牙齒在口腔內存在 8 年，而無外部感染的話，這個手術就被認為是成功的。**[1] 但是，在這期間，若有什麼新的疾病問題，都不算在內。

現實生活中，就算一個外觀仍保存完整的根管治療牙齒，也不能保證它沒有藏有感染，這比起保證鐵皮完整的番茄罐頭，就沒有受到肉毒桿菌的污染，也好不到哪裡去。請記住，**通常偵測根管治療死牙內部有感染現象的牙神經，已經被毒死清掉了。**

根管治療，可以完全斷絕牙齒的損傷和感染嗎？

根管治療做到的，不只是減輕疼痛，同時保持牙齒外觀和咀嚼功能。但**根管治療後的死牙，完全喪失了牙齒的損傷，及感染的偵測系統——死掉的牙齒，本質上無法和病原體戰鬥**，像血液和淋巴管這樣的「補給線」，可提供牙齒重要的營養物質、氧氣、抗體、免疫細胞、抗氧化劑，以及其他身體用來維持這顆牙齒健康的所有元素，都已經完全被斷糧。

換而言之，因為沒有免疫系統，當然對感染也無感。

因此，**在根管治療死牙內的感染，就會留在牙齒內，卻沒有任何感染的可見跡象，比如紅、腫、熱、痛。**

有沒有可能是根管治療術，在無意中建造了厭氧菌的避風港，使得它們對身體其他部分引發疾病？早期的研究人員就是這樣警告的，而現代研究證實了他們的疑慮。

過去十年中，持續不斷且意義重大的研究表示，根管治療後，對於死牙長菌控制的失敗，並以驚人的頻率呈現。其他研究顯示，目前的填充和密封牙髓的方法，通常不能有效密封根管治療的牙齒。最有力的指控，來自最近的幾項研究，都顯示出病患在疾病和根管治療死牙之間的一致關聯性。

近 90 年前，威斯頓・普來斯（Weston Price）、弗蘭克・比林斯（Frank Billings）、愛德華・羅塞諾（Edward Rosenow），和其他人發表的研究，警告與根管治療死牙相關的嚴重致命危險。根管治療的支持者聲稱，這些謠言已經在美國牙科協會（JADA）60 年前出版的特刊中被破解了。[2]

最近的發現顯示，圖利自己的既得利益者，可能會蒙蔽那些號稱被「破解」的早期研究。過去 20 年中，許多研究已經將**根管治療和癌症、心臟疾病、糖尿病、癡呆**，和**其他疾病的風險增加**，完全連結在一起。

這些關聯性，就像普來斯、比林斯和羅塞諾的報告所顯示，一樣可怕。

最起碼，這些新的研究與最初的研究結果，呈現高度相近。根管治療支持者卻還大聲疾呼，號稱要用一些明確的方式，驗證根管治療牙齒並無感染、無毒，並且安全地保持密封狀態，如果確實是這樣的話，這種提議在生理學與解剖學上，就應該找得到其安全無虞的證據。

然而，無論以前還是現在的研究，都針對根管治療的問題，提出了「鐵證」，這將在第五章中討論。

本章主要目的，是闡明每位接受根管治療患者，所面臨的幾乎無法克服的挑戰。最初的障礙，就從牙齒的解剖結構開始。其他的挑戰來自於儀器、材料，和技術層面本身的限制。

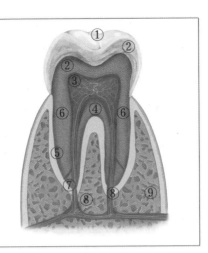

圖 2-1：顎骨上臼齒的主結構剖面圖

了解牙齒的構造解剖

想要了解技術上還算成功的根管治療，有什麼問題，先了解基本的牙齒解剖（圖 2-1）是很重要的。

每個牙齒都以一個或多個牙根錨定在顎骨上，前面的門牙通常有一個牙根，而更大的後齒（臼齒），可以多達三四個牙根。每個牙根都有一個神經和血管系統，它們從顎骨根的底部伸入牙根。

這些神經和血管延伸進入牙髓腔，牙髓（圖 2-1）是一個包含多種細胞類型，和物質的一個鬆散的結締組織。讀者們沒有必要知道，所有的組成或這種治療的挑戰程度，但需要對其有概略認識，才可以體認到，它們從牙齒中被挖除掉後的嚴重性。這些組成包括：

- 各種免疫和構造細胞，包括纖維母細胞和未分化的間質細胞，以及巨噬細胞、淋巴球、組織細胞、粒白血

牙齒解剖名稱：
①牙冠
②牙本質
③牙髓
④牙骨質
⑤牙周韌帶
⑥根管
⑦副根管
⑧牙根尖孔
⑨齒槽骨

球、肥大細胞和漿細胞。

- 纖維基質，主要由 I 型和 II 型膠原蛋白纖維組成。

- 基質，是由兩個牙髓的細胞與纖維環繞著的環境，富含蛋白聚醣、糖蛋白和水。

- 血管周圍細胞，這是牙髓中重要的未分化間質細胞，促進新的分化細胞——稱為造牙本質細胞——來補充其流失。

- 造牙本質細胞，包圍牙髓的最外層，緊鄰牙齒的齒質。這些細胞負責齒質的分泌，以及牙冠和牙根區域的齒本質小管的形成。

- 牙髓複雜到許多人將之稱為器官，它就是根管治療中，想要完全除去的那一部分。

除了根尖孔的尖端開口的以外，牙髓腔完全被齒質包圍住。血管和神經通過根尖孔後，管線（圖 2-2）通常從每個根管開始分支（圖 2-3）。

齒質（圖 2-4）組成大部分牙齒的硬組織。雖然齒質很堅硬，但是其本身並非一團固體。**它充滿了從牙髓散射而來的微小管路，穿過整個齒質厚度（圖 2-5）。如果將一顆牙齒的牙本質小管連接起來，長度可達 5 公里之長**。牙本質小管的功能之一，是將牙齒之外發生的溫度和壓力的變化訊息，傳遞到牙髓中的神經，可視為牙齒損傷和感染警告系統的一部分。

牙根的牙本質，被稱為牙骨質的薄殼完全包裹，除了根尖孔以外（圖 2-6）。

頂部，就是每顆牙齒的牙冠（圖 2-7），覆蓋著琺瑯質。多數情況下，當牙齒還在口腔中時，牙冠是牙齒唯一的可見部分。

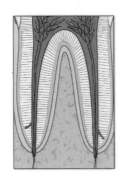

圖 2-2：
黑暗區域顯示，牙髓從牙髓腔到
根管系統，再各自分支到副根管。

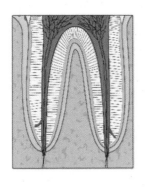

圖 2-3：
黑色線代表由每一個根尖孔延
伸出來的神經和血管。

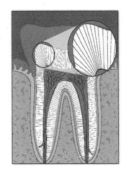

圖 2-4：
最亮的區域顯示牙髓腔周圍的
齒質和根管，嵌入的圖中顯示
向外輻射的牙本質小管。

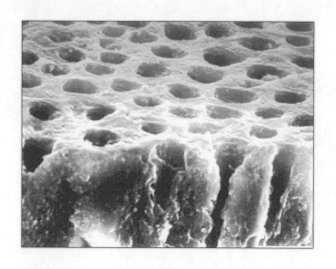

圖 2-5：
牙本質小管的照片。牙本質小管連接起來長度可達 5 公里之長。
每平方毫米有 5,000 至 90,000 個管（差不多這個方塊的大小）。
這張照片展示了細菌可能輕易的隱藏在其中，不被任何機具、雷
射，甚至化學藥劑所消滅。

圖片來源：英國皇家學會出版
轉載自：齒質表面附著的微觀力學行為的各相異向性之參數影響研究。[3]

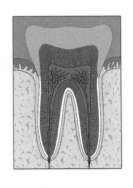

圖 2-6：
白色的輪廓，顯示封裝牙本質
的牙骨質層。

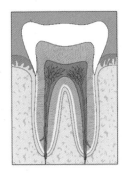

圖 2-7：
白色區域顯示牙冠。

　　頂部，就是每顆牙齒的牙冠（圖 2-7），覆蓋著琺瑯質。多數情況下，當牙齒還在口腔中時，牙冠是牙齒唯一的可見部分。

　　這裡秀出的附圖，都是有作用的，但光從圖說沒法看出根管手術的複雜程度。就像指紋一樣，所有的牙齒都具備獨特性、大小、顏色、牙根等，每個牙齒內部都有顯著的不同。

　　通常，每個牙根包含一至四個通道，每個管道各有不同的形狀和大小。更複雜是，即使是透過 X 光片，或是透過掀開根管治療做的假牙冠，許多內部變化仍是不可見的。

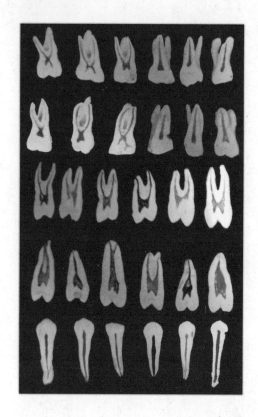

圖 2-8：
根管型態的各種變化
——尤其是數量和根
管形狀——這對牙醫
在消毒、填充和密封
牙齒，可是一項巨大
挑戰。

照片源自葛羅斯曼集團
的根管治療教材。

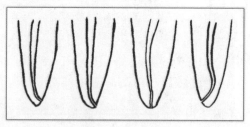

圖 2-9：
根管從牙髓腔到根尖，會有許多不同的曲折形狀。
這大大增加去除牙髓、殺菌、填充和封口的難度。

圖片源自葛羅斯曼集團的根管治療教材。

　　主要通道甚至會分叉成兩個部分，這使得清洗變得很困難，甚至不可能。圖 2-8 的照片，是牙齒內外部各種形狀和尺寸的例子。圖 2-9 是牙根尖端（頂點）可能的各種彎折管道的圖片。

　　牙醫的任務，就是：

　　在牙齒上鑽一個大洞，暴露出牙髓腔。對於前臼齒和臼齒的話，位置會在冠頂，而對於門牙，位置會在牙後面。這就比較容易辦到。

　　清除牙髓腔內，所有的牙髓和受感染的組織，這也很容易辦到。

　　徹底清潔，對所有的牙根加寬和塑型，每個牙齒有 1~4 個牙根，牙根可能往任何方向彎曲，直徑比鉛筆芯還小。即使有經驗的老手，還可以徹底清洗主要管道，但是眾多的分岔很難觸及與清潔。**牙醫只能依靠澆注來清潔這些分岔，但是收效甚微。這個步驟從來沒有完全做好過。**

　　由於所有的感染都需要被清除，這些在**牙髓被感染時，會窩藏細菌的牙本質小管，應該要徹底清乾淨，**即使這些需要用顯微鏡才看得到的小管。（但是這一步實質上是不可能的事，因此牙醫必須依靠化學消毒劑來殺菌，消毒牙齒的挑戰在下一節介紹。）這一點也從來無法辦到。

　　某些牙齒，特別是上排第一臼齒，有不容易看到的小通道。如果這些小管在根管治療期間被忽略，它們就再也不會被清潔到，將永遠包埋壞死和感染的組織。

　　如果清除所有的感染組織、病原體的步驟失敗了，那在定義上，這顆牙依然是有感染的，即使牙齒已經填充密封了。

　　難道沒有現代科技開發的高科技儀器和技術，可以完美的做好這個程序？事實上，近幾年來儀器和材料已經有盡力改

善了。然而，儘管有這樣的「改進」，研究人員在近期研究中，仍斷定大多數的根管治療牙齒，即使透過目視觀察，仍然看的出來是「失敗」的。這些研究將在第三章中討論。

對根管治療死牙消毒的挑戰

牙髓病專家現在已認知到，去除牙齒的所有感染和病原體，是件不可能的事情。但他們對於依靠消毒劑的力量來完成這項工作，卻依然自信滿滿。誠然，這些消毒劑威力強大，有能力處理一切它們觸及的微生物。

但是，這些**化學藥品卻無法克服物理和生物法則，來達到消毒的效果。**

試想一下，將一把小口徑吸管（如咖啡攪拌棒大小）放在一大盤感染了沙門氏菌的生蛋中。三、四個小時後，從蛋液取出吸管，晾一兩天。然後一個接著一個，用食指封住吸管的一端，浸到充滿溫水和一些漂白水的鍋中。不要攪拌，放在水中約三分鐘，取出，讓它自然風乾，並重複每個吸管。

這些吸管不被沙門氏菌感染的機會有多少？

根據公佈的衛生標準，在漂白劑溶液中，適當的曝曬時間和溫度會殺死沙門氏菌。但仍然存在一個主要問題：這標準要求進行徹底清洗，包括在消毒前去除其他雜物。此外，只有與消毒劑直接接觸的微生物會被殺死。由於每個吸管都會有殘留蛋的凝塊，並且消毒劑無法流通整個吸管長度，可以想像，顯然會有大量的細菌附著在吸管生長。

最後，衛生專家還承認，即使是所有表面都可以徹底洗滌，並且暴露在消毒劑中足夠時間的區域，始終會有一些細菌繼續增長。[4]

相比於吸管的例子，要對牙齒殺菌的挑戰，會難到把人給搞瘋。**牙本質小管是非常微小的，有幾百萬個之多。**[5]

就像吸管，他們沒有清除感染物質和牙本質液。此外，它們還有牙骨質層保護，這嚴重限制了消毒劑的滲透。考慮到視角、物理和環境的障礙，**無論在理論上還是在實務之中，死牙在口腔裡要完全滅菌是不可能的。**

值得慶幸的是，人們不用靠想像、理論、概率，甚至迷信，去掌握消毒根管治療死牙，被有效消毒的不可能性。**研究已經證實，要消毒拔出的牙齒幾乎是不可能的**，就算使用那種毒到不能在口腔內使用的化學藥劑。

下一章中，將討論其他近期的研究，指出：所有的根管治療死牙是持續受到感染的！

只要在通道裡有一小群細菌或真菌，沒有清理到，它們可以繁殖成一個超大的殖民地。尤其是這些微生物停留在一些黑暗、溫暖、潮濕的地方（口腔），比如說像是根管治療死牙的齒質，和沒有填充到的空隙。

更有甚者，這個完美的環境，已經與人體的免疫和感染預警系統隔絕開來，使細菌病毒能夠在沒有免疫系統的防衛或偵測下，自由成長。

但是，也許這算是一種無事生非。畢竟，有數以百萬計的人曾做過一個或多個牙齒的根管治療，大多數的牙齒仍然好好的，而且經過八年都沒有顯示被「感染」的狀態，我們人類的平均壽命實際上正在提高。那麼，這有什麼大不了的？

我們也可以同樣認為，有成千上萬的人抽菸，他們之中絕大多數人即使超過八年菸齡，也都還活得好好的，自 20 世紀以來，平均壽命一直在往上走，即使經歷了捲菸使用量最大的時期。

這種有缺陷的邏輯，可以用來推論許多有害行為。

雖然許多人現在承認，根管治療牙齒並不能完全的消毒，牙科的專業上可能認為，牙齒的一小撮細菌不是問題。如果牙齒有正常的血液流動，具備正常作用的免疫系統的完全保護，那可能真的不是問題。但我們怎樣才能知道，這些病原體及其毒素都被封鎖在根管治療的牙齒內了？

根管死牙密封與消毒的挑戰

當牙醫為受感染的牙齒、神經、血管和結締組織，進行根管治療時，會盡可能徹底清理牙髓腔和主要管道的空間，然後主要管道被塑型、加寬。

一旦牙醫師確定準備好牙髓腔了，就開始進行填充程序。最常用的是一種被稱為馬來牙膠的植物系橡膠類材料，隨著填封劑一起用於填充和密封根管空間。當根管空間被認定充分填充後，放置臨時牙冠，治療完成。

但是醫生怎麼確認一點都不會漏？其他的狀況都有個簡單的測試法，就像將內胎放到水中，看看有沒有氣泡，沒有氣泡就是完全密封住了；水管工會檢查接頭處是否濕潤，確認有無漏水；我們可以用蓋子的凹痕處，確認罐頭是否有真空密封。

不管怎麼封住它，有80%填滿馬來牙膠的牙齒，都會洩漏。

牙醫要怎麼做？可以做手術後的 X 光片檢查，確認填充材料間沒有太大的空隙，還有頂點不會裝得過滿。然而，X 光片的解析度是無法看出，任何大到足以藏有有數以百萬計的病原體空間。而且 X 光檢測時，也會造成非常微小的損傷，會令細菌或其毒素滲出，或給病原體重新進入牙齒的機會。

絕大多數情況下，我們只能假設牙齒被密封住了。目前所使用的檢測方法，只能找出最明顯的失敗。成功的保證，通

常是基於牙膠填滿了，並且與牙齒的開口齊平，然後在 X 光片下，馬來牙膠看起來盡可能的延伸至根尖孔。

研究證明，這種充填法根本不夠好。最近一項研究，檢驗已拔下來──採用不同密封劑的根管治療牙齒。研究人員發現，有 80％已填充牙膠的牙齒有細菌（變形鏈球菌）洩漏，無論使用哪種密封劑都無效。使用 Resilon 作為填料、Epiphany 作為密封劑，在相同的測試下，也有 60％的細菌洩漏率。這些都在密封牙齒後的第一個小時內，就會看到。[6]

在一個類似的試驗中，**84％牙膠填充和密封的牙齒，僅在 72 小時後，就檢測出細菌（糞腸球菌）。**[7]這兩個試驗是在試管內進行的（體外實驗），而在口腔內的死牙，其發生率預料會比在實驗室更高。

雷射殺菌的迷思

雷射已經創造許多神奇的事蹟，也毫無疑問將繼續在科學的所有領域，包括醫學和牙科，有著更令人印象深刻的發展。

由於這種技術的高度運用，雷射通常被視為具有無限潛力的治療方式。然而，雷射還是依據科學原理運作，並有其明確不可改變的理由，不可能徹底消毒根管治療牙齒。

雷射光，是大幅聚焦到使所有的光都以相同的方向行進。不像手電筒散射和漫射的光線，直線傳遞的雷射光，即使是長距離，損耗或散射的比率都很低。

但是，這裡有個使用雷射光來消毒牙齒的問題。**固定直線前進的雷射光，無法觸及牙髓天生彎曲和多分岐的管道──號稱最新雷射技術，無法完全殺毀根管內的細菌。雷射光在所有狀況下都無法走曲線**，無論是在主根管，或任何牙本質小管。因為行為特質，雷射光無法為了進入側向的分支或牙本質小管，

而曲折投射。

除非雷射光直接照射在物件上，否則無法殺滅微生物。因此，在清空的牙髓腔使用雷射，期待它殺死所有分支，或牙本質小管中的細菌，根本是不可能的事。同樣的，由於雷射光無法到達牙周韌帶，或牙質的頂點，這樣就無法殺死在那些組織中的細菌。細菌會迅速重新感染牙齒，就算雷射光已經殺死之前的一部份微生物。

有些牙醫認為，雷射可以對整口牙進行消毒，因為他們有看見雷射光燈「照到」全部的牙齒。然而，他們實際上看到的是——從管狀雷射前端周圍發散，以及反射和折射的光。這種散射的光，使整個牙齒看起來有「發光」，但是它沒有傳遞必要的能量，以達到相應作用。

光的反射和折射，是很正常的事情。可是一旦有發生任何的反射或折射，原來雷射光殺滅微生物的效果，就已經喪失了。

為了檢驗這一概念，用一顆被拔出的、經過完整根管治療程序的牙齒，進行和口腔中一模一樣的清潔和成形程序。牙菌斑的樣本，含有活的細菌，塗在整個牙根的外表面上。然後用 15 瓦特的牙科雷射處理（這比實際用於口腔內的能量高多了）。此外，這個雷射處理時間，比建議的曝光時間多出大約十倍。這表示這個雷射處理，遠遠超過在口腔中的雷射治療，然後在顯微鏡下檢查牙菌斑樣本。

結論是——有反射雷射光「亮點」的區域，並沒有殺菌效果。

如果雷射光已有效地消毒牙齒，那麼應該都沒有活的細菌。但是呢，顯微鏡檢查發現，細菌仍十分活躍。這樣看起來，雷射對這些牙菌斑相關的細菌，並沒有發揮可測得的效果。雷射光僅能夠消毒直接接觸雷射光束前端的部分。反射和折射的雷射光，並不具殺菌效果，而且比檯燈照明好不到哪裡。

迫切尋求優良無毒的填充／密封材料

填充／密封劑的馬來牙膠，有著眾所周知的缺陷，導致幾個替代選擇方案：比如上述的 Resilon，儘管在洩漏試驗優於馬來牙膠，但是一小時內的洩漏比率，也高達 60％。

有一種過去流行的替代方案是 Biocalex。Biocalex 是鈣氧化物的糊劑，替換碳酸鈣填補抽空後的根管。Biocalex 的支持者聲稱，它會去除濕氣，而且會在牙齒內一定程度的延展到橫向分岔與牙本質小管，從而防止滲漏。此外，Biocalex 的 pH 值非常高，就是強鹼性。這種強鹼性，也有助於抑制細菌的生長。

Biocalex 的這些性質似乎非常可取，Biocalex 似乎是一種比馬來牙膠更好的根管填充材料。然而，Biocalex 完全封鎖主要管道，和抑制細菌生長的程度，仍無法滿足臨床和實驗室研究的要求。如同馬來牙膠填充的根管空間，Biocalex 填充的牙齒，也在對拔出牙齒作酵素抑制的海利毒性試驗中，被證明有高度毒性，這會在第三章中討論。

如同填充馬來牙膠的典型根管治療，是可預期的，這些已充滿 Biocalex 的被拔除牙齒，也在病理報告顯示出——周圍骨質有慢性骨髓炎。慢性骨髓炎幾乎總是在感染狀態的骨骼發炎，這表示 Biocalex 不能使牙齒無毒，也無法防止骨頭的感染。

填充 Biocalex 的根管治療牙齒，還有另一個獨有的重要問題。填補馬來牙膠的根管治療牙齒，通常有一個特徵：易於以 X 光識別的外觀。現在有越來越多人尋求拔除根管治療牙齒，以期減少暴露在毒素中，希望能改善他們的身體狀況。Biocalex 有以 X 光非常難以辨識的缺點，除非添加另一種物質，使其在 X 光片可見度更高。**填補馬來牙膠的根管治療牙齒，在 X 光片上就非常明顯。**

希望最終將能發現，可以消除根管治療死牙毒性的物質。但是 Resilon 和 Biocalex，絕對不是滿足這一需求的物質。

預後不良的根管治療

由於目前用來填充根管空間的物質，無法完美的密封，因而衍生兩個非常嚴重的影響：

- 即使經過根管治療的牙齒，在治療結束時無感染，牙齒未來還是很容易被感染。

- 總能預期根管治療牙齒的感染，會有洩漏。

這種洩漏，會使細菌及其毒素進入血液，隨後傳播到身體的其他部位。用於密封根管空間的填充材料，通常在放置冷卻後，會從其放置的位置收縮體積，遠離牙壁，造成空間的不完全填充，導致再次感染和洩漏。

另一個重點是，需要不斷地追求一個根管治療死牙的消毒方法。**即使找到了能夠真正消滅所有存在根管治療牙齒系統，包括牙本質小管、牙周韌帶，和周圍感染的骨質，與和牙槽構造等內部細菌的技術，所產生的無菌狀態也非常短暫。**

如同先前所討論的，根管治療破壞牙齒內部的結締組織結構、神經，和血液供應，完全阻斷位於牙齒芯的免疫系統功能。當免疫系統以這種方式被阻斷，細菌就會被再引入牙齒，並且以相當短的週期快速繁殖。

人體口中的微生物，比一般人想像得要巨量得多，如果沒有一個完整、可運作的免疫系統，可以連接到根管治療牙齒的所有無活性物質的部分，核心感染將會迅速重新建立。

基於上述這些挑戰，包括複雜的牙齒解剖、牙齒殺菌的不可行性，還有密封根管治療牙齒的困難，對所有根管治療牙齒的預後，就是被感染並洩漏。

這會是個問題嗎？無法作用的免疫系統，又會怎樣影響整體健康呢？這些將在接下來的三個章節中闡明。

chapter 3

根管治療
終結感染之評估：
使命不達

根管治療無法去除牙齒內所有的細
菌，而且隨著時間的推移，更多的
細菌會存在牙齒內。根管治療的死
牙並不安全，它們可以通過釋放仍
然存在牙齒內的細菌，產生具有非
常致命性的微生物毒素。

> 微生物感染，存在根管治療死牙中的一個主要證據，
> 正是根尖牙周炎，也稱為 X 光根尖牙周病變。當做
> 過根管治療後的根尖牙周病變出現，就確定了牙齒
> 受到感染，而且其密封有所缺口。

牙醫以 X 光片，或在患者的口腔中，檢查根管治療牙齒的外觀是否穩固時，他的每次觀察都強化了以下的認知：除了少數例外，絕大多數的根管治療都是「成功的」。

當然，學校的教授，教科書和文獻都支持這一結論，但這個準則是建立在有**根本性缺陷**（fundamentally flawed）的假設上。

不幸的是，完全依賴上述兩種方法，可能會造成危險的錯誤觀察。**X 光**很有用，**目視**檢查也是必要的，但**兩者都無法準確地確認——牙齒內的病原體存在與否。所以醫生需要依靠驗血和培養檢體，來診斷是否有感染。**

在前面章節，對於實務上要達到真正無感染、完全密封根管治療牙齒的可能性，需要進行探討。這些可能性，是以我們認定無法克服的解剖學，和技術性的挑戰難度來評估。從這個制高點得出的結論是，無論是在實務上和理論上，根管治療無感染的這個目標，根本不可能做到。如果未來科學可以改變根管治療的失敗，那當然就太棒了。

本章，將回顧研究者對於根管治療牙齒的放射學，和毒理學的分析報告。

「技術上成功」的評估標準

前面的章節，引用了一組體內根管充填與密封材料的研究。這些研究報告指出，測試的根管密封材料，有 80% 的比率無法防止漏料。

此外，這種**漏料**在手術後 **1 至 72 小時**內，就會顯而易見。[1,2] 有一個評估根管治療是否成功的方法——但肯定不是唯一的方法——就是確認患者口中，死牙正在漏料的比率。

微生物感染，到根管治療死牙的一個主要證據，正是根尖牙周炎，也稱為 X 光根尖牙周病變。當做過根管治療後的根尖牙周病變出現，就確定了牙齒受到感染，而且其密封有所缺口。

當 X 光片上有感染，那當然可以確認。

牙醫經常以 X 光檢查根尖牙周炎，其實 X 光無法揭示是否實際上有感染，會利用 X 光片是在於這種情況，是因為可以看見骨組織的部分吸收（溶解），導致齒根的前端外側有暗區。當 X 光片上可以見到齒根的前端，有這樣的暗區時，就可以確認感染的存在。

但是詳細的分析顯示，X 光經常錯過感染，而且經常無法呈現感染實際存在的程度。【編審註】在其他時候，和隔壁可以看見有活牙髓的牙齒相比，在外觀上沒有任何區別，**X 光未能檢測到感染的擴散，只有拔牙後才看得到**。[3] 換言之，X 光片只可以證實有末期感染，但從未能完全找出初、中期的感染。

【編審註】

X 光片只能觀察骨組織出現破壞（溶解）時，所產生的嚴重末期感染，但在感染的初中期階段，當破壞產生在軟組織時，X 光片是無法顯示的。

　　無法由 X 光片檢視出根尖牙周炎有幾個原因，即使感染已進入骨頭，可能也無法被檢測到，因為缺少的骨質，可能透過同一顆牙齒的另一牙根，或被同一位置前後的大顆骨頭所遮蔽。【編審註2】還有，因為慢性感染和發炎，有時可能引發骨質代謝異常（骨質過密），而非骨質疏鬆，這種感染也可能逃過 X 光檢測。

　　這樣的檢查當中，只有 14％的根管治療牙齒，被認為符合目前公認的手術的標準。

　　重點是：X 光片檢測並不能保證感染不存在，但是當 X 光片上有顯示感染徵兆，就是確認有感染。考慮到這點，根管治療牙齒感染的實際數目和百分比，幾乎肯定要大大高於以下研究報告所提及的數字。

　　比利時研究人員採用常規 2D 的 X 光（放射線）分析，在 206 例根管治療牙齒中，偵測到 40.4％的根尖牙周感染，而同一群體中的未根管治療牙齒，只有 6.6％顯示感染證據。

　　此外，這些研究報告指出：有 56.7％的手術不夠恰當。[4] 蘇格蘭有一項類似的研究，有 **319** 例根尖牙周炎相關的感染中，有 **50.8%** 是做過根管治療的牙齒。[5] 在土耳其的研究報告，則指出 1014 根管治療的牙齒，以檢測**根尖牙周感染**為基準下，有近 **68%的失敗率**。[6] 在德國，有 323 例的調查發現，根管治療牙齒的根尖牙周感染有 61％。[7] 同一份德國研究報告指出，根據根管填充物的密度和水平，被檢查的根管治療牙齒，只有 14％符合目前接受的標準。

【編審註2】

X 光片是 2D 的，而牙齒是 3D 的，使用 2D 的工具是無法有效偵測 3D 的狀況。

經檢視「根管治療的問題」和「根尖牙周病變」牙齒後顯示，幾乎所有包括被認為是「技術上成功」的根管治療牙齒，都出現了根尖牙周病變。

此外，有一項跨區的研究報告指出，其他幾個國家也有類似的高根尖牙周感染率，是經由 X 光片檢查確定：丹麥 **52%**，立陶宛 **44%**，加拿大 **44%** 和 **51%**，西班牙 **64.5 %**，和美國 **39%**。[8]

這些研究應該給予患者和專業人士警示，因為 2D 的 X 光往往不能檢測到根尖牙周感染，根管治療牙齒被感染與漏料的比率，將比上述報導甚至更高。至少，這是一個實質失敗率，比起牙醫宣稱還要高的確鑿證據。

2D 的 X 光檢測牙齒約 70 ％的感染，3D 技術則可以到 91 ％。

根管治療牙齒感染的更多證據，現在可由新發展的 **3D 錐束 CT X 射線**成像技術揭露出來。利用這項新技術，**檢測「根管問題」和「根尖牙周病變」的牙齒，顯示幾乎所有的根管治療牙齒，包括所有在程序上被認為是「技術上成功」的牙齒，都有根尖牙周病變（疾病進展）這種牙齒的典型慢性感染。**

採用傳統 2D 牙科用的 X 光，許多這種病理都無法見到，因為根尖病變都隱藏在牙根的前面或背後，或經常離牙齒尖頂點 2~3 毫米遠，使它們檢測不到。一項研究中的 3D 技術，比 2D 的 X 射線檢測可以發現到根管治療牙齒感染，高出 21％以上。2D 的 X 光在某批牙齒中檢測到約 70％有感染，3D 技術在相同一批 46 顆牙齒則發現 91％的感染。[9]

3D 技術的不斷發展足以說明，絕大多數根管治療牙齒有慢性感染。這技術將繼續擴大其應用範圍，並且能從中獲得高品質的診斷信息。[10]

測試死牙的毒素

怎樣才能客觀地衡量，根管治療死牙的毒性程度？我們已經知道，根管治療無法去除牙齒內所有的細菌，而且隨著時間的推移，更多的細菌會進入牙齒。所以呢？AAE 說任何殘留在牙齒內的細菌，會留在牙齒內部，因此不會引起任何全身性疾病。

研究表明，細菌的確會從根管治療牙齒滲漏出來，轉到周圍牙周組織。[11] 但更重要的是，那些小分子量的外毒素，像硫化氫和硫醇甲基，也會輕易的從根管治療的牙齒滲出。但到底這些外來的化學毒素有多毒？

博伊德·海利博士開發了一種測試，來確定根管治療死牙的毒性。這項技術被稱為核酸圖像類同標記（nucleotide photo affinity labeling）。他想看看根管治療死牙，滲出的毒素如何抑制人體內**五個關鍵酵素：磷酸激酶**（phosphorylase kinase）、**磷化酶 A**（phosphorylase A）、**丙酮酸激酶**（pyruvate kinase）、**肌酸激酶**（creatine kinase）和**腺苷酸激酶**（adenylate kinase）。抑制程度將作為這顆牙齒的毒性，及其可能的系統性致病率的評估代表。

實驗程序包括以下內容：

1、將拔出的根管治療牙齒的根部，放置在 1ml 的殺菌水中，並振盪 1 小時。

2、取出牙齒，並放在另一個 1ml 的殺菌水中，振盪 1 小時。這兩步驟，會將把牙根外部表面的任何東西都清除掉。

3、然後將牙齒放入另一個 1ml 殺菌水，振盪 1 小時。第三次洗滌用於測試酵素的抑制，因為這樣一來，所有存在的任何毒素都必來自於牙齒內部，因為前兩個洗滌，已經除去所有外部污染物。

　　另外，第三次洗滌也用以檢測毒素，因為第一和第二次洗滌表現出毒素對這五種酵素的極度毒性，需要進一步稀釋，以更精確地比較它們的毒性。該試驗的目的，既要消除牙齒的外部污染毒素，同時顯示從第三次洗滌的牙齒內部，所洩露出來的毒素之毒性。

　　使用核酸圖像類同標記法，來標記第三次洗滌的牙齒，對五種測試核酸的抑制程度。海利博士研究發現，超過 **5,000** 個根管治療牙齒中，約25％表現出極小毒性（小於5％抑制），而其他仍然表現出高毒性。

　　歸納出的重點是，在第三次洗滌之前，甚至有過兩次非常長時間的洗滌，而在這一系列牙齒中，**100％**都檢測出可測量的毒性。因為健康牙齒中，毒素不會自己產生，這算是明確的證據，證明所有被測試的根管治療死牙，的確被產生的毒素所感染。

　　海利博士還發現，第三次洗滌牙齒中有**白蛋白**（albumin），白蛋白是身體用在感染部位中和毒素的蛋白。所以第三次洗滌牙齒的白蛋白越多，通常就是根管治療牙齒的毒性更高。

　　然後海利博士對第三次洗滌牙齒加工，甚至進一步分離小分子量毒素的蛋白質。第三次洗滌牙齒放在離心機中，過濾並分離出蛋白質。這顆無蛋白的牙齒，用第一次測試所使用的相同的五個酵素測試，加上新的酸性纖維細胞生長因子酵素。這些酵素被選中，是因為它們都結合到 **ATP**【編審註3】，這種所有細胞中必需的能量分子，而且它們分子量各不相同，這樣就可以容易地在凝膠電泳中分離。**這些酵素的抑制，就意味著毒素直接抑制體內的能量生產，和抗氧化劑的運作。**

【編審註3】
ATP 為人類細胞內粒腺體燃燒營養素後，產生的能量單位。

這些酵素又以高毒性的 2 微摩爾的硫化氫濃度，進行控制測試，含小分子量毒素的牙齒，顯示它們的抑制效果和此毒性，在同一水平。這些毒素是可確定的，其他迄今尚有未確定的毒素，有些帶著非常獨特難聞的氣味，其他則無味。

海利博士還以骨壞死侵蝕手術，取得的骨頭來測試。他發現如同毒素一樣，重金屬如汞、銀和鎘的存在下，會伴隨白蛋白的增加而存在。這些侵蝕點還含有厭氧菌，也會釋放如同根管治療牙齒同樣的毒素。

值得注意的是，因為一般目的所拔出的正常牙齒【編審註 4】在海利博士的測試中，從未表現出任何毒性。

海利博士已經證明，根管治療的死牙並不安全，它們可以藉由釋出仍然存在牙齒內的細菌，所產生極具毒性的微生物毒素。這些毒素：

- 會擴散整個身體。

- 不像 AAE 宣稱的只會留在牙齒內。

- 對正常細胞功能有害。

- 可引起或加重全身性疾病。

根管治療後的死牙會被感染，該怎麼辦？

美國牙髓病協會的官方網站，聲稱揭穿了關於根管治療的三種常見誤解。在「神話 # 2：根管治療會導致疾病」的註釋中，提供了這種安慰性的措辭：

【編審註 4】

通常指青少年齒顎矯正時，所拔除的健康牙齒。

「真相：沒有有效的科學證據證明——根管治療牙齒和人體其他疾病有關。根管治療是一種安全、有效的方法。當牙齒嚴重感染，需要牙髓治療時，這種治療的目的，就是消除來自受感染根管的細菌，防止牙齒的再感染，並保存自然牙。」

「細菌本來就存在牙齒和嘴巴中，這已經是多年來公認的事實。但細菌的存在，並不構成「感染」，也不一定對一個人的健康構成威脅。細菌一直存在於口腔和牙齒中，甚至在沒有任何蛀牙或受傷的牙齒中都有。研究顯示，健康的免疫系統可在幾分鐘內搞定細菌！」[12]

雖然網站承認口腔和牙齒內有細菌，但是它不承認——根管治療牙齒有受感染的可能性。此外，它所謂的「健康的免疫系統」並沒有真正定義，這是一個微妙的免責聲明。

但其背後含義是：免疫系統會「在幾分鐘之內」處理任何在根管治療牙齒中殘餘的感染。所以，如果你比較健康，有什麼好擔心的，對不對？很不幸的是，你的免疫系統已經出現漏洞了！

那是下一章所要討論的主題⋯⋯

The
Toxic Tooth

How a root canal
could be
making you
sick

chapter 4

根管治療敗筆所在：
免疫系統大崩壞

實務面上，牙醫已在無意間承認：
免疫系統不能「搞定」從被感染的
死牙所散佈而來的細菌。這些從業
者經常正確地告訴患者，受感染牙
齒處理失敗，最終可能會對身體的
其他部位（如心臟或大腦）造成災
難性的影響。

> 中毒性休克症候群，是一種局部感染的終極模式。
> 一種細菌聚集在體內一個點，隨後引起疾病中的一
> 個或多個遠端部位，在病例中，細菌毒素的傳播是
> 疾病發展的主要原因，而不是細菌本身。

現在應該顯而易見，大多數根管治療的牙齒仍然受到感染。

前面章節已經證實，根管治療的牙齒在牙根尖孔的頂端和牙本質小管，滲漏細菌和毒素。[1]甚至是牙髓病協會也承認：細菌「可能」從處理過的牙齒滲漏，不過它們仍然聲稱這種手術安全又有效。

以下是美國牙髓病協會（AAE）官方網站的聲明：

「根管治療是一種安全有效的方法，當牙齒嚴重感染到需要牙髓治療時，目的是要消除根管受到感染的細菌，防止牙齒的再次感染，並保存天然牙齒。細菌本來就存在牙齒和嘴巴中，這已經是多年來公認的事實。但細菌的存在，並不構成「感染」，也不一定對一個人的健康構成威脅。細菌一直存在於口腔和牙齒中，甚至在沒有任何蛀牙或受傷的牙齒中都有。研究顯示，健康的免疫系統幾分鐘內就會搞定細菌。」[2]

這種說法，實際上**承認了無法從受感染的牙齒中清除所有細菌**，然後這個聲明又說，這項事實不會是一個健康上的風險，因為「研究顯示，健康的免疫系統幾分鐘內就會搞定細菌」。

此時有幾個問題需要釐清：

什麼是 AAE「搞定」的定義呢？

免疫系統是否能「搞定」所有的細菌？如果不行，那AAE 所指的細菌是什麼？是由牙齒引起感染腦膿腫的臨床病

例？還是咽喉炎？或其他免疫系統應該「搞定」的一長串細菌感染名單？

AAE 指稱細菌的存在，並不構成感染。這種說法其實誤導大眾，因為沒有牙齒內部的血液供應（免疫系統），根管治療的牙齒就沒有發炎反應。缺乏發炎反應，實際上會使細菌在無免疫系統的防禦下，繼續茁壯成長。此外，雖然人體內包含了數百萬個不會引起疾病的細菌，但就像房地產一樣，會不會中獎，重點永遠是**地段、地段、地段**！【編審註 1】

因為致病細菌所在的組織，原本該是無菌的，這才是問題所在。那 AAE 怎麼聲稱，根管治療牙齒內的殘留細菌，不是構成感染的起源？

如果免疫系統「搞定」所有的傳染性細菌，為什麼一開始牙齒變成感染的源頭，而且「需要」根管治療？而如果免疫系統真正健康，難道不應該「搞定」所有受感染的牙齒？

還有細菌產生的微生物毒素，免疫系統也會「搞定」它們？【編審註 2】

AAE 在理論上所依靠的有效免疫功能，已經無法防止或消除死牙中的感染。那麼，是什麼使得免疫系統得以「搞定」，而讓感染擴散到身體其他部位呢？

儘管中毒性休克症候群，會在體內遠處部位產生劇烈的有害影響，但是毒素的實際產生點，往往是隱藏的。

【編審註 1】
此為川普不動產投資名言，在此指細菌感染發生在沒有免疫系統的死牙中，死牙又存在潮濕和多菌的口腔中如此這般的「黃金地段」。

　　實務面上，牙醫卻在無意間承認：**免疫系統不能「搞定」從被感染的死牙所散佈而來的細菌。**這些從業者經常正確地告訴患者，受感染牙齒處理失敗，最終可能會對身體的其他部位（如心臟或大腦）造成災難性的影響。（未經處理的被感染牙齒，給予足夠的時間的話，也可能造成身體其他部位的疾病。不幸的是，根管治療不能有效地消除感染源。）

　　20 世紀初，威斯頓・普萊斯、弗蘭克・比林斯、埃德羅・塞諾，和他人提供豐富的研究，皆發現一處根管治療牙齒上的局部感染，可能導致身體其他部位的疾病。諷刺的是，AAE 試圖抹黑的這個概念，已經成為用來說服患者進行根管治療的說詞。

　　他們想揭穿的現象，被稱為「局部感染理論」，這個理論指出：體內的局部感染，可以啟動和在身體的其他部位促成全身性疾病。但是要揚棄這個理論，需要掌握到實質上的證據才行。

　　有一些細菌會合成並分泌毒素，稱為**外毒素**（exotoxins），因應於缺氧以及其它的環境變化。最惡名昭彰的外毒素，反而是正常無害的細菌——**肉毒桿菌**所產生的。

　　世界各地每天都有人攝取這種存在於蔬菜水果中的微生物，在**有氧**的情況下**不會產生不良影響**。但是，當有少數這些細菌進入真空罐隔絕氧氣（**缺氧環境**），形勢便會急轉直下。在這些條件下的細菌，會分泌致命的**肉毒桿菌毒素**，污染所有在容器中的食品。

【編審註 2】
微生物毒素是指，細菌所產生的有毒代謝產素（如黃麴毒素為黴菌所生），非免疫系統可以「搞定」的，及殺菌後亦不能解決的中毒問題。

本例的外毒素是由細菌產生，而不是細菌本身攻擊免疫系統，所以免疫系統的防禦不太有效。由此而產生的食物中毒，經常是致命的。

致命的病灶感染——中毒性休克症候群

中毒性休克症候群：是另一個這種中毒類型的例子。這種病最初是在1970年代末使用「超級吸水」衛生棉條的女性，所觀察到的。

在發展中毒性休克症候群的條件成熟時，金黃色葡萄球菌會大量繁殖到整個衛生棉條。缺氧時（陰道內），這些細菌會分泌 TSST-1 外毒素，當衛生棉條放置於感染部位的時間越長，毒素漏料進入血液中的可能性越高。如果發生這種情況，毒素可以散佈到整個身體，損害各個器官。

在第19版的 Cecil 醫藥教科書中，中毒性休克症候群的臨床表現，描述如下：

「病人，幾乎都不知道毒素（源自「衛生棉條」），病人會體驗高熱、肌肉疼痛、強烈的噁心、嘔吐和腹瀉。……病人往往逐漸變得更加不適，經常在護理時休克。……低血壓和休克很常見，並經常和急性呼吸窘迫症候群（ARDS）、急性腎衰竭有關，並且差不多所有的器官系統都異常。」[3]

為什麼免疫系統不能在這些細菌造成疾病之前，就把它們殺死？答案很簡單，細菌進入，並且在衛生棉條中生長，因為棉條是多孔性物質製成，流體可以滲透並提供滋養，使細菌得以繁衍和發展。但是由於棉條中沒有血液，這些細菌就可以免於受到免疫系統（如白血球）的攻擊。

病灶感染的區域，實際上能感染和毒害身體的其他部位，而不是在原始位置表現出任何症狀。

這些細菌產生危及生命的外毒素，免疫系統幾乎無法防禦。最終，**外毒素擴散到身體的其他部分，並引發整個身體各種器官和構造的中毒性休克。**

中毒性休克症候群，是一種局部感染的終極模式。一種細菌聚集在體內一個點，隨後引起疾病中的一個或多個遠端部位，在病例中，細菌毒素的傳播是疾病發展的主要原因，而不是細菌本身。

儘管中毒性休克症候群，會在體內遠處部位產生劇烈的有害影響，毒素的實際產生點往往是隱藏的。再次參照 Cecil 醫學教科書：「*中毒性休克症候群，幾乎肯定是金黃色葡萄菌產生的一種或多種毒素所引起，在感染部位往往無相對症狀。*」[3]

換言之，實際感染部位可以感染到身體的其他部分，並使之中毒，而不在始發位置表現出任何症狀。

根管死牙，免疫系統無法承受之重

根管治療牙齒，和衛生棉條之間的比較，是在說明細菌及毒素從初始感染到後續散佈的機制。它強調一個沒有免疫系統的環境，所滋生的微生物與其巨大的破壞性。這也證明，根管治療牙齒是如何呈現劇毒，但仍然「無局部症狀」的情況。

當正常無菌牙髓管遭受細菌感染，而造成痛苦時，醫生幾乎總是會進行根管治療。這些細菌侵入牙髓，遷移下來到根管空間，和無數牙本質小管組成的多孔牙齒結構中。在那裡，就像使用衛生棉條，細菌繼續在溫暖、潮濕、黑暗的環境中成長。更有甚者，**一旦牙髓組織壞死，免疫系統便不存在了**（如同衛生棉條）。因為沒有血液供應，以有效的輸送到感染區，所以抗生素也幫助不大。

就像用衛生棉條一樣……，死牙內有細菌，但無免疫系統。

較新的棉條設計，還有頻繁的更換，能顯著降低與棉條相關的中毒性休克症候群的風險。而根管治療牙齒的問題是，牙齒是你身體的一部分，並不能動不動就換。受感染的牙齒只要還在，就會是個持續性的感染熱門點，有引發整個身體疾病的風險。

感染牙齒的主要細菌是鏈球菌，與中毒性休克症候群的菌種不同。但是在缺氧時，如根管治療牙齒的情況下，它們常常產生非常致命的毒素，能引發連續低程度的中毒性休克。這種情況取決於遺傳，或受影響的病人身體上的「弱點」，最終會表現在相當多不同的疾病上頭。

要根管治療的支持者，接受根管治療死牙與毒性休克症候群，依此類比的邏輯，可說是不可能的事情。AAE 網站聲稱：沒有任何科學證據表示，根管治療的牙齒實際上會導致疾病。然而，與 AAE 聲稱相反的是，**有足夠的科學證據表明，根管治療的死牙會引起疾病**，這是下一章的主題。

The
Toxic Tooth

How a root canal
could be
making you
sick

chapter 5

根管治療對全身健康的影響：
毒牙和疾病的關聯性

根管治療牙齒與全身性疾病的關聯
性越來越顯著，也越來越多。這類
研究，大部分都已經發表在經牙科
同業審查過的牙科期刊上。

口腔感染和疾病之間的聯繫，是在 1900 年時初次確立。當時的醫學研究人員，都指出相同的結論──「全身性疾病和不同細菌之間」的明確關聯性。值得注意的是，這些病原體絕大多數似乎都是源自口腔和感染的牙齒周邊。

即使有本書的出版，諸如以下聲明仍持續出現在美國牙髓病協會（AAE）官網，令人感到相當不安。它寫道：

真相：目前沒有有效的科學證據，證明根管治療牙齒和體內其他疾病的關聯性。根管治療是一種安全有效的方法。[1]

乍看之下，這種絕對性的說詞，似乎一勞永逸的解決所有爭議問題：根管治療安全有效，就這樣。

然而，與 AAE 的「沒有有效的科學證據」說法相反的是：根管治療牙齒與全身性疾病的關聯性越來越顯著，也越來越多。這類研究，大部分都已經發表在經牙科同業審查過的牙科期刊上。

AAE 要不是對於發生在自己領域上，這種重大具體的研究完全無知──不然就是怕造成會員麻煩的想法──就是選擇性的忽略證據。因為接受這種說法，會使 AAE 之前認為：「根管治療牙齒，絕無可能造成系統性疾病風險」的聲明，形同自打嘴巴。

但是，即使沒有研究能證明「根管治療牙齒和全身性疾病」之間的聯繫，「推定無辜，直到被證明有罪！」這種觀念並無法適用在健康和安全事項。

從「沒有危險的證據」，直接跳到「因此它是安全的」的結論，這是騙人的說辭。

　　例如，目前是「沒有有效的科學證據」將全國交通尖峰時間在大馬路溜直排輪的人，與車禍死傷人數建立連結，但不代表肯定了這種行為是安全或可用的。

　　本章將介紹一些有大量有效樣本的科學研究，它們的確展現了根管治療牙齒與疾病的關連性，包括心臟疾病、中風、老年癡呆症、糖尿病、肺病、腎病、癌症，和其他疾病。

歷史和科學背景

　　口腔感染和疾病之間的聯繫，是在 1900 年時初次確立。

　　當時的醫學研究人員，其中包括查爾斯‧梅約（Charles Mayo，梅約診所的創始人），弗蘭克‧比林斯（Frank Billings），威斯頓‧普萊斯（Weston Price），埃德‧羅塞諾（Ed Rosenow），和其他幾個人都分別看到「全身性疾病和不同細菌之間」的明確關聯性。值得注意的是，這些病原體絕大多數似乎都是源自口腔和感染的牙齒周邊。

　　這些努力工作的研究人員，都指出相同的結論：許多退化性疾病，源自特定的病原體。各種**病原體似乎會特別偏好體內的特定器官或組織結構**。

　　超過三十多個不同且嚴謹的細菌學研究報告，有著一致的相關性，同時有人指出，根管治療牙齒內部的厭氧（不含氧氣）環境，對於這些厭氧菌的繁殖和傳播，特別有益，這將會引爆體內特定組織和器官看似不相關的退化性疾病。

　　當無牙髓（根管治療過的）的死牙，從全身是病的患者口中拔除，拔出牙齒內部的細菌進行培養後，再注入實驗室動物身上（通常是兔子）。除了極少數例外，兔子很快就會跟死牙主人一樣，出現同樣的疾病。經由不同研究人員以各種方式，進行了上千次的實驗後，全部發現非常類似的結果。

這些（從根管治療死牙而來）的毒素，分離出來後，再注射到實驗動物身上時，還是具有強大殺傷力。

另外，還進行了一種研究，將拔出的根管治療牙齒打磨洗滌，以除去所有的細菌，只留下這些細菌已產生的毒素。將這些毒素分離，並注射到實驗動物時，還是有著極可怕的致病性。

相同的方式，採用由健康牙周組織中所拔出的健康牙齒，作為樣本進行培養。這些樣本產生了少量的細菌菌落，當細菌生長時，它們從來沒有表現出類似根管死牙中所發現的毒性。這些觀察的負面結論，無疑是對於**根管治療的致命性提出嚴正的控訴**。

事實上，這些病理發現非常強而有力，在 1913 年，**梅約醫生（梅約診所）**對牙醫提出了如下呼籲：

口腔疾病的研究，通常由牙醫和口腔外科醫生來承擔。這工作令人沮喪，但不能停，因為它最終將有其成果。預防醫學的下一步大躍進，應該落在牙科上。現在的問題是，他們會擔下這個重責大任嗎？[2]

實際上，他們並沒有，他們連忙摀住自己的眼睛和耳朵，拒絕看到或聽到足以威脅牙科專業的任何證據，他們只想找各種方法來平息這些批評。

牙科工業粉飾太平的騙局

30 年代末期，根管治療的捍衛者，拼命尋找對根管治療越來越多不利證據的反駁方法。他們的利益，碰巧與一個名為 W.L. 霍爾曼（W. L. Holman）的善妒醫生湊在一塊兒。

他對於埃德・羅塞諾（Ed Rosenow）名聲的妒忌，更加

深了他抹黑羅塞諾的執念。就像某些癌症往往轉移到特定器官，羅塞諾的研究清楚地顯示，某些細菌特別偏好侵入體內的特定組織。

例如，羅塞諾採取胃潰瘍患者的細菌，將這些細菌菌株分別注射入實驗動物體內。這些實驗動物有 **60%** 引發胃潰瘍，與之相比的是，注射各種其他疾病分離出的細菌，只有 **17%**發展成胃潰瘍。由羅塞諾和其他人反覆進行**超過 10,000 次**的動物實驗，都表現出特定細菌影響特定組織的結果，後來被稱為**選擇性定位**（elective localization）。

然而，霍爾曼自己沒有進行任何細菌學的研究。他沒有深入了解羅塞諾使用的研究方法，也沒有針對數據的有效性提出辯論。他只是竄改所有數據，以符合自己的目的。然後，他重新計算的結果，完全抹煞特定疾病和病原體之間，明顯的統計相關性。

霍爾曼的統計學花招，從來沒有證明根管治療死牙的感染，與造成身體其他部位的疾病無關。而且，雖然他對於羅塞諾的抹黑完全無效，卻也提供了擔心根管治療導致全身疾病風險的牙醫，一個免死金牌。

這個令人沮喪的故事，在 S・海爾・莎克曼（Hale Shakman）的論文：《醫學史上最堂皇的欺詐》（Medicine`s Grandest Fraud）中有完整的敘述。[3]

幾十年來，現代牙科一直依靠霍爾曼的假資料，使用基於嚴重缺陷的計算結論，來說服牙醫、牙科學生和市民們：根管治療是安全的。然而，新的研究報告已經確認，最初由羅塞諾、普萊斯和其他人提出的疾病關聯性。

威斯頓‧普萊斯的精心研究

威斯頓‧普萊斯進行的許多實驗清楚地表明，這兩種細菌及毒素會輕易地從根管治療的死牙滲漏。在他的一些實驗中，將根管治療的牙齒植入兔子皮下，發現這些牙齒帶有劇毒。而且，**如果兔子沒有很快的因為植入牙齒的劇毒而暴斃，牠們通常會罹患和拔牙患者相同的疾病。**他一次又一次的重複這些實驗，不斷的獲得相同的結果。【編審註1】

普萊斯不僅一再驗證這些根管治療牙齒的劇毒性，他也**證明了這些牙齒存有不可思議的特異性，會在受體（兔子）身上重現其供體（病患）的各種不同疾病。**

例如，有個腎臟感染病患拔出的根管治療牙齒，將這顆牙植入兔子皮下，兔子將會有相同的腎臟感染。普萊斯博士發現，**各種細菌對特定人體組織有偏好性，往往會遷移到那裡。**這就是所謂的**選擇性定位**（elective localization），這專有名詞是由發現者，前面提到的愛德華博士（Dr. Edward Rosenow）而定。

要想得到感染的根管治療牙齒，所造成全身性疾病發展的進一步證明，普萊斯也在兔子皮膚植入未感染牙齒。他還植入各種消毒的物體，如硬幣，看看是否僅有異物存在，就可能導致疾病。所有的實驗動物後來都沒事，**無論是植入未感染牙齒或其他異物，最終都發展成封閉在一個囊腫中，而且**

【編審註】

威斯頓‧普萊斯因高度懷疑自己死於心內膜炎感染的十六歲兒子，主要致病感染源，是來自於他兒子口中嚴重感染的牙齒，這是讓他日以繼夜，一次又一次重複數千隻兔子實驗實驗，努力研究，並尋求真正答案背後令人心酸的主要動機。

無菌。所有兔子都維持健康。

普萊斯的報告也說：在拔除根管治療牙齒後，許多全身性疾病都有顯著改善。不幸的是，其他研究人員無視於這種改善，並經常試圖抹黑他的研究。

例如，有個研究就得到——52 例類風濕關節炎患者拔出被感染的牙齒後，有 47 例沒有改善的結果。[4] 該研究經常被用來反駁根管治療牙齒，造成全身性疾病之間的聯繫。風濕性關節炎的繼發性感染，可能早以在拔牙時，因創傷而潛伏存在。

即使在最初的感染已經解決之後，正在進行的抗原——抗體發炎反應，還有這疾病的慢性物理變化，都可能繼續促進發炎反應，這就是所謂的**分子擬態**（molecular mimicry）。

即使初始感染已得到解決，只要入侵的細菌分泌任何一種和正常人體組織類似的抗原蛋白，免疫系統就會繼續攻擊。但是這些拔出的牙齒，沒有一顆被植入兔子皮下，所以不能說普萊斯博士的實驗模型無效。

針對類似「拔牙後，關節炎無法改善」的說法謬誤，並沒有解決感染牙齒是否與關節炎有關的問題，經仔細檢查就可澄清。大部分的全身性疾病，一旦建立與其他物理化學異常的關聯性，即使除去起始因子也無法治癒。

這項研究，實際上只能證明類風濕性關節炎，對許多人來說是多因素的疾病，而任何處置都很難扭轉這種疾病，所造成的慢性身體變形和其他症狀。

根管治療死牙內的感染細菌，所產生的外毒素（Exotoxin），才是致病性的主要原因。

例如，當腎臟疾病造成高血壓，馬上控制血壓也無法復原對腎臟的損傷。同樣地，30 年老菸槍因診斷出肺癌而戒菸，

也不意味著戒菸，癌症就會解決，但並也不能免除——香菸是造成癌症因素之一的這項事實。

普萊斯也為另一個實情提供證明：根管治療牙齒的感染細菌，所產生的外毒素是致病的主要原因。為了證明這點，他用打磨過的根管治療牙齒，所有細菌都被過濾出來，只留下可溶性萃取物。**當這種無菌的萃取液注射到兔子中，牠們經常會生病，或甚至死得比植入含有活細菌的兔子牙齒更快。**

根管治療後的牙齒：病原體和毒素的溫床

牙髓感染和根管治療的牙齒中，所發現的微生物，其總體數量和種類相當驚人。這些牙齒中已經確定有超過 460 種不同的細菌，[5,6] 且厭氧菌種占有高度優勢。[7] 這些細菌，甚至還包括廣泛的螺旋體型的菌種（Treponema）。[8]

AAE 說，殘留在根管治療牙齒內的任何細菌，都將被封鎖在牙齒內，並且不會行進到身體的其他部位。然而與此說法相反，這本書及本章中所述的其他研究表明，這些細菌幾乎從來沒有被隔離。

以下呈現無可辯駁的 DNA 證據，指出這些牙齒的病原體，無論是在根管治療的牙齒中，以及在目前感染牙齒的牙周，常常會遷移，並且附著在各種身體組織上。

更重要的是，**這些細菌會產生非常高毒性的外毒素，可以輕鬆地滲漏出根管治療的死牙，並且傳播到整個身體。**

在根管治療牙齒內產生的細菌毒素，根據定義，致病菌會擴散至整個身體，對人體造成嚴重的健康風險。這些全身性的危險，會因為這些病原體產生的毒素，而更進一步增加。而研究人員把這些有毒物質分為兩種：**內毒素和外毒素**（endotoxins and exotoxins）。

最近的兩項調查發現，在這種有「感染」的牙齒中，100%檢查出「**內毒素**」。

內毒素，是碳水化合物重複鏈結到脂質的大分子化合物，發現於革蘭氏陰性菌的外膜，**會引發動物免疫系統的強烈反應**。一般情況下，**細菌內毒素只會在死亡解體時釋放**，它們能引起疾病，但很少致命。

根管治療牙齒致病的大部分研究，都集中於內毒素，因為它們比外毒素的研究容易。已有文獻指出，內毒素總是出現在沒有做過根管治療牙齒的被感染牙髓組織。最近的兩項調查發現，在這種有「感染」的牙齒中，100%檢查出「內毒素」。一項研究也發現，內毒素在感染牙髓組織中的 21 例全都具有，而另一項研究發現，30 例的牙髓感染組織中，也是全都有。[9,10]

外毒素是活細菌生產分泌，不過它們也可以在**細菌死亡時被釋放**。這些毒素可以破壞細胞，以及全身細胞代謝。知名的外毒素，包括**肉毒桿菌毒素，會導致中毒死亡，白喉毒素會引起心肌炎**，和產生**破傷風痙攣毒素，引發痙攣。外毒素通常比內毒素更毒，並且容易導致細胞死亡**，甚至宿主動物或患者的死亡。外毒素，還可以在內毒素到不了的細胞內作用。

以上引用的研究，顯示出**內毒素存在於根管治療的牙齒**，而如今博伊德·海利博士（Dr. Boyd Haley）已經證明，那裡也**同時存在外毒素**（見第三章）。由於根管治療的死牙不能完全滅菌，就算根管治療後，原本在被感染牙齒上的外毒素細菌也會繼續存在。

拔牙後的檢查顯示，所有**根管治療的死牙都可以作為厭氧細菌、內毒素、外毒素的庇護收容所**。這些致病菌，尤其是**小分子外毒素**，容易滲漏出根管治療的牙齒。這種病原體和毒素儲存槽的概念，對全身性感染風險來說，不容忽視。

根管治療後的牙齒與牙周炎的致病等效性

牙周炎，是根管治療後，牙齒與全身性疾病關係的「鐵證」，牽涉到顎骨的牙齦組織感染，即被稱為牙周炎。

當牙周感染到達齒根的頂點（前端部），變成根尖牙周炎，就成為一種更為嚴重的感染。

一般牙周炎是在圍繞牙齒的細菌侵入時發生，它們在牙齒和牙齦（溝）之間的空間中增殖。這些細菌釋放的酵素，會有效地「溶解」附著在牙齒與顎骨之間的牙齦組織纖維，而直接造成組織損傷。當這些細菌感染顎骨，並導致其再吸收（溶解），這種損傷在 X 光片上變得可見，就會被診斷為牙周炎。

細菌會持續進一步向下遷移，並釋放酵素和毒素。在遷移期間，越來越多包圍牙齒的顎骨被細菌給吃掉。當這些菌株越往組織下方深入，因為氧濃度低，就會變得更加厭氧。

根尖牙周炎可以有兩種不同的發展方式。第一種方式，是當牙周感染時，沒有進行治療的時候所發生，正如剛剛所描述。隨著時間推移，當細菌繼續侵蝕周邊齒根骨，感染會進展到牙根尖。當感染溢出根尖孔後，根尖牙周炎仍會進行著。

根尖牙周炎在 X 光片上，會因感染的骨質被吃掉，而顯示暗區。當感染從牙齒內部開始，它通常會被局限於圍繞的牙齒的末端區域。嚴重牙周病所引起的根尖牙周炎，在 X 光中感染的暗區，將從牙根的尖端延伸至齒根側。

除了罕見的外傷造成的無菌根尖牙周炎，即使牙齒一開始很健康，根尖牙周炎通常總是與牙髓的感染有關。[11] 這是因為一旦細菌遷移到牙根尖端周圍領域，就可以輕易的透過根尖孔進入牙齒。

細菌也可以直接通過牙根表面，而侵入到牙齒，甚至在牙周感染到達根尖孔之前，**圍繞在牙根牙周組織中的細菌，可直接侵入原本覆蓋齒質的牙本質小管，在牙齒內增殖，導致牙齒死亡。**

3D 的 X 光發現，根管治療的牙齒，有高達 91％仍然受到感染。

牙根和牙髓感染，造成根尖牙周炎而令人感到疼痛，也是讓患者去找牙醫，並走到進行牙根管治療的首要原因。基本上，根尖牙周炎的診斷，就是意味著牙齒已經被感染。不幸的是，如在本書第二章和第三章所討論的，**儘管根管治療通常已經緩解了相關的疼痛，卻從未將感染完全清除。**

此外，即使 X 光片看起來無異狀，一些導致最初感染的同批細菌，總是依然在術後存留。

著眼於牙周炎的負面臨床影響的任何研究，同樣適用於根管治療牙齒的毒性，和致病性的現實狀況。

關於第三章所討論，根管治療牙齒低成功率的許多研究，是引用自「以根管治療方式治療的根尖牙周炎牙齒」，確認根管治療未能消除感染。[12] 雖然 X 光片無法檢測所有此類的缺失，**但是 3D 的 X 光可以顯示出：根管治療牙齒有高達 91％有病理上，可確認的感染。**[13]

由於絕大多數的根管治療牙齒與牙周炎有關，而有關牙周炎的任何致病性的臨床研究，至少也和根管治療牙齒的毒性和致病性如出一轍，而根管治療死牙的影響，可能還更為嚴重。

任何進行根管治療後的牙周炎，牙齒將持續具有相似的毒性和臨床致病性，最好是以 3D 的 X 光進行檢測。唯一的區別在於，受感染的量將在根管治療後，立即降低。

　　根管治療後的牙齒，與牙周炎的病原體和毒素之間，可接受的健康風險是什麼？

　　然而，這種好處會因為根管治療牙齒的毒性，隨著時間而增加或被抵消，因為細菌在牙本質小管內的厭氧環境會改變，而病原體則不可避免的增殖。此外，隨著時間的推移，越來越多的細菌會遷移到牙齒，增加了細菌濃度，甚至從本來應該封閉的牙本質小管內滲出。[14]

　　而且細菌遷移進出這一點，也不奇怪。根管治療牙齒中，產生小分子外毒素，這也是真的。它們可以很容易地通過齒質，以及牙齒頂點進行遷移。

　　雖然 AAE 指出，沒有有效的證據，證明根管治療牙齒與全身性疾病有關，牙醫普遍承認「牙周炎與全身性疾病有關的研究」。那麼，根管治療後的牙齒與牙周炎的致病性，到底有何不同？答案只有這個：**根管治療牙齒的細菌和毒素，往往更毒更危險，並且它們更容易經由咀嚼所產生的壓力，被輸送到體內。**

　　這相同的病理特徵意味著，所有與牙周炎引發有關的疾病，在邏輯上也是根管治療死牙所引發的。

　　幾十年來，**牙科行業已經承認與牙周炎相關的致病風險。**事實上，與這些致病風險相關的細菌，促使許多牙醫開立抗生素，給一些他們之前治療的病人。而同樣引起牙周病的細菌，幾乎總是會出現在根管治療的死牙中。

　　每當一個特定病原體，在牙齒頜骨與牙齦組織或根管治療的死牙內繁植，這種微生物，最終都會呈現相當的病理特性，因此呈現相同的全身性感染風險。

　　任何抗拒這個結論的人，都需要回答以下問題：

　　導致最初牙周的感染，與進行根管手術後的任何感染，

是不是相同病原體？

為什麼在治療前，已經和全身性疾病有關聯的牙周感染，會突然擴散，如果根管治療後的死牙能隔離感染？

「越來越多科學證據表示，重度牙周炎會提高某些重大全身性疾病的致病性……」

牙醫已經可以明確的接受，牙周感染與冠狀動脈心臟疾病風險的關聯性，並積極治療。但在此同時，他們卻仍然堅持進行根管治療的安全性──即便這種治療，號稱同一種感染源留在根管中，與人體有效率的防禦系統隔離開來。而根管治療的死牙，實際卻是身體病原體和毒素的大本營。

現代科學認知牙周炎與全身性疾病的關聯性

幾十年來，牙科領域一直試圖否定──根管治療和全身性疾病之間有任何關聯。他們許多的努力，都集中在試圖抹黑威斯頓·普萊斯博士。他一直是首要目標，因為他的研究結果，毫無偏差的展示了未處理牙齒、根管治療牙齒，和全身性疾病的關係。AAE 網站做了這個具有說服力的結論：

但有關於普萊斯博士？這是網路如何給一個早就被破解的理論，賦予新生命的很好範例。網路上說：「信不信由你，有關根管的錯誤信息，仍然是基於普萊斯博士那個老舊、毫無根據可言的研究。」[15]

AAE 想要每個人都相信，網路要為這個「早就被破解」的理論，從敗部復活而負責。難道說，這個理論不是因為「現代科學的研究」發現了和普萊斯博士相同的結論，而屹立不搖？由獨立研究人員所發表的一項醫療和牙科文獻表示，這之間的關係非常具體，具體到一個叫「牙周醫學」（Periodontal Medicine）的新專科冒出來了。以下這些事實，是引用自醫學文獻：

越來越多科學證據顯示，嚴重牙周炎會促進某些重大的全身疾病的易感染，例如心血管疾病、糖尿病、妊娠問題和肺感染。牙周醫學的牙科，和醫療從業者成為新專科的臨床意義，被視為理所當然。[16]

牙周炎，現今已被認為會造成低度全身性發炎病症。[17]

有個神祕的生理機制，連接牙周炎與全身性疾病的關聯性，還發展成一個新的分支，稱為「牙周醫學」。[18,19]

現代科學研究發現：心血管疾病、肺部感染、類風濕性關節炎，和其它全身性疾病，都與牙周病有關，而且並不是一個巧合。**這個老理論沒死，不是因為網路讓它活著，而是因為它是事實。**

牙周炎（及根管治療後的牙齒）與冠狀動脈心臟病的關係

過去幾年中，有幾個扎實的研究證實了——牙周炎與心臟疾病的關聯性。[19,20,21,22,23,24,25] 有個關於牙周炎，與心血管疾病關係研究的系統性回顧，呼應了牙科和醫學文獻中的一個共同主題：

對於牙周炎和心血管疾病之間因果關係的實驗，正在進行中。迄今為止的證據，對於嚴重的牙周炎會引起全身發炎反應，和內皮功能障礙的觀念，是一致的。牙周炎的影響，不僅限於口腔，其治療和預防，可能有助於預防動脈粥狀硬化。[26]

有趣的是，威斯頓·普萊斯在 1923 年曾警示，受感染的牙齒和心臟疾病之間的高度關聯。在他治療的眾多案例之一，他描述了一名 15 歲的心內膜炎男孩。心內膜炎，是一種通常會影響心臟瓣膜的感染。最初，這個男孩陳述在第一顆臼齒的劇烈牙痛。

七個月後，急性心內膜炎奪走男孩的生命。[27] 這顆感染牙被拔掉，並取出牙髓，進行培養。培養物中確定有鏈球菌，然後將一些培養體注射到 30 隻兔子身上。幾天後，有 28 隻兔子（93%）因為心內膜炎死亡。

這種感染，在未經根管治療的牙髓中被發現，雖然這顆牙齒沒有進行根管治療，同一類型的生物體，可以假設進行根管治療後，仍會存留在牙本質小管和橫向管。普萊斯描述其他類似的情況下的被感染牙齒，有的經過根管治療，有些沒有，這些觀察都有**心臟疾病**的關聯性。

另一名 49 歲的男子，感到劇烈胸痛，被診斷為心肌炎（myocarditis）。這位患者被發現——有兩顆感染的臼齒。從這些牙齒做厭氧的培養物，然後注射到兩隻兔子身上。一隻兔子十二小時後死亡，第二隻兔子的心臟變得肥大，而心律不整。**一個肥大心律不整的心臟，往往是急性心肌炎所造成。**在拔除這些受感染的牙齒後，這些患者的症狀都有所改善。[28]

感染性心內膜炎，是病灶感染「好氧菌」和「厭氧菌」所引起的最明確、且有詳細記錄的例子。經歷過感染性心內膜炎的患者，大多都沒有這種心臟瓣膜損害的基本知識，但往往是這種感染的誘發因素。

20 世紀 50 年代，美國牙醫協會全面打壓普萊斯的研究。幾十年後，研究人員再次提出感染牙齒和心臟疾病間關聯性的報告。今日，許多心臟外科在手術前，都會將口腔檢查包含在內。因為幾乎所有的根管治療牙齒都被感染（見第三章），對於那些已經有心臟疾病風險的人，這是嚴重的健康風險。

口腔中常見的細菌，會引起血小板的聚集，這也可能引發堵塞動脈，導致心臟病發作或中風。實驗室研究已經顯示，兩種在牙齒的細菌：sanguis 鏈球菌和牙齦卟啉單胞菌（該名詞

來自科學發展 2014 年 6 月 498 期），會引起與**心臟病發作**相
關的**血栓**。

同時，經動物實驗顯示，這些細菌的存在，會在注入到血
中的 30 分鐘內，造成**血壓、呼吸速率、心跳**的劇烈變化。[29]

一項體內研究，用以評估牙周感染和細菌負荷程度，因
為這會涉及急性冠狀動脈症候群的嚴重程度。調查顯示，牙周
中潛藏著包括中間型鏈球菌、sanguis 鏈球菌、咽峽炎鏈球菌、
福賽斯坦納菌、齒垢密螺旋體，和牙齦卟啉單胞菌等菌種。

因為在急性冠狀動脈症候群的患者可觀察到，顯著的口
腔細菌高負荷量，研究人員的結論認為：**口腔細菌是這種疾
病發展的一個危險因素**。[30]

之前的研究顯示，sanguis 鏈球菌，發現存在於感染的牙
齒（包括根管治療牙齒），會造成心內膜炎以及形成血栓。
研究者認為這個結果：「解釋了牙周炎對心臟病發作，造成
風險的增加。」[31]

研究還發現，絕大多數從頸動脈取得的人體斑塊樣本中，
含有牙科感染的微生物。研究者的結論是：「**牙菌斑**（造成
牙菌斑的細菌）也同時存在於**動脈粥狀硬化斑塊**，其中，像
其他感染性微生物如肺炎披衣菌，可能在動脈粥狀硬化導致
冠狀血管疾病的發生，扮演其中一個重要角色」。[32]

檢視醫學和牙科學之間的相互關係發現，有牙科疾病的
人，其冠狀動脈心臟疾病的發病率較高。[33] 其他的研究人員
在歷時 14 年，追蹤調查 9760 有牙周炎的人發現到和上述同
樣的結論。[34] 研究人員現在單獨將冠狀動脈心臟疾病，與根
尖牙周炎連結起來。這些研究人員發現，**患有慢性根尖牙周
炎，罹患冠狀動脈疾病的風險，高出 2.79 倍**。[35]

一個特別稱為「牙科動脈粥狀硬化風險共通性」的研究

發現，牙周炎是動脈硬化的風險因子，其臨床表現包括頸動脈斑塊積聚。[36] 另一個調查牙周病與冠狀動脈心臟疾病間關係的研究，發現已知牙齒周圍感染的受試者，有超過 30% 可能罹患冠狀動脈心臟疾病，這是已經調整其他如吸菸和肥胖的危險因素之後的結果。[37]

牙周炎與冠狀動脈心臟病之間的聯繫證據充分，多年來已被廣泛接受。現在，研究也證實了——慢性根尖牙周炎與相同心臟疾病的關聯性。[38]

2006 年，研究人員發現到根管治療牙齒內，牙髓感染的 X 光片證明，證實與急性的冠狀動脈心臟病相關聯。[39] 最近一個研究檢視，一名心肌梗塞患發作患者的牙齒，與健康組對照，找到更多「根管源性」的「發炎病程」。[40] 在牙髓期刊，一個致力於根管治療研究的專業牙醫期刊，研究人員發現，有「根管源性病變」或只是「牙髓發炎」的人，其冠狀動脈心臟疾病的風險會增加。[41]

相關文獻進一步顯示出，牙齒病原體和動脈粥樣硬化斑塊，對於導致心臟病發作有著直接關聯性。研究者一致發現，**在慢性冠狀動脈疾病患者身上的動脈粥狀硬化斑塊上，有著各種各樣的病原體和微生物。在 38 名冠狀動脈心臟病患者的斑塊樣本中，發現細菌 DNA 的比率是 100%。**其中有超過 50 種的細菌，每個斑塊通常有 10 到 15 個不同的細菌 DNA。[42] 在 38 名患者中，有 35 位發現真菌 DNA，每個患者有 2 至 9 種不同的真菌種類。[43]

即使沒有認知到，所有的根管治療牙齒都被感染，研究人員斷言，目前在急性心肌梗塞發病的狀況，從阻塞的冠狀動脈吸出的血塊，有 75% 以上有「**典型牙髓感染**」的細菌 DNA。

此外，在血栓凝塊上的細菌 DNA 含量，是血液中的 16

倍，這表示發炎的內皮和斑塊，直接來自慢性感染所植入的細菌，就如同以上研究所述。[44]

一項慢性牙周炎患者的調查顯示，**動脈粥狀硬化斑塊**中有**77%**含有與**牙周炎（嚴重牙周病）相關的細菌**。研究人員還指出：「那些出血指數，顯然較高的患者呈現活性發炎反應，他們身上的動脈粥樣硬化斑塊，都檢測出細菌種類的存在。」[45]

相當多的證據顯示，來自牙周感染的細菌及它們的毒性產物，會誘發全身性發炎，導致心血管疾病。[46] **這種發炎，導致血管壁內皮細胞的損壞**。這些細菌和相關的毒素所誘發的損傷，可能導致**細胞因子**（Cytokines）的發炎介質增加釋放。細胞因子會**加速**動脈粥狀硬化，逐漸令動脈口徑縮小，最終阻塞動脈血流。除了可能引發動脈壁的炎症，研究還顯示，牙周病菌也會促使發炎持續惡化。[47]

諷刺的是，《美國牙科協會期刊》的出版物聲稱，已經「揭穿」任何最近有關根管治療和疾病間關聯性的研究，他們提出非常與眾不同的一項研究結論。這項研究中，6,651 參與者被問到：他們是否知道牙齒有無接受過根管治療。整組篩選了明確有冠狀動脈心臟疾病（CHD）病史的人。

這項研究的結論是，參與者「……有 ET（根管治療過的牙齒）的，比沒有做過 ET 的人，其冠狀動脈心臟病可能性要更高。」此外，這個結論有做過其他主要危險因素，如吸菸、肥胖，和高血壓的校正。[48] 至少有另外兩個小組，報導了類似的發現。[49,50]

上述三個研究尤其顯著，因為它們都對存在於口腔中的根管治療牙齒，以及心臟病發作顯著增加的機率之間，作了直接的連接。在這些研究中，沒有提到根管的「感染」、「失敗」、「症狀」、「發炎」，或「在 X 光片上與病變相關」。

相反的，這些研究簡單陳述了有力的一點是：**不管在技**

術上如何的「成功」，只要有做過根管治療，冠狀動脈心臟病機率都顯著增加。

牙周炎（還有根管治療後的牙齒）與中風和其他心血管疾病風險

人們普遍認為，**高血壓**是因為腎臟疾病以及心臟疾病，如中風、栓塞，及動脈瘤相關的危險因素。

幾個橫斷面研究顯示，**血壓高和牙周炎**之間的明確聯繫。[51] 其他研究則將牙周炎與左心室肥大，以及高血壓作出連結。[52,53] 威斯頓·普萊斯在 1923 年的報告也指出，牙周炎與高血壓，以及心內膜炎、心絞痛、心臟傳導阻滯、心肌炎，和其他心臟疾病等的關聯性。[54]

缺血性中風，是由於缺乏血液供應，導致大腦的破壞。牙周炎被普遍認為是此類事件的獨立危險因素。[55] 有研究報告說，晚期牙周炎的中風患者，在入院時，有較嚴重的神經功能傷損，而出院時更糟。[51-56]

65 歲以下，有根尖牙周炎病史的男性，其中風的風險更大。研究人員審查1137名老兵的 X 光片紀錄，所作出的結論，這些人都在維吉尼亞州看過牙醫，平均看了 34 年。[57] 有一個對牙周疾病患者的類似研究總結說：「目前的結果表明，牙周病與早期動脈粥狀硬化、頸動脈病變的發展有關。」[58]

牙周菌血症（Periodontal bacteremia）是細菌從感染牙周進入血液。在東京的一個對於大型醫療和牙科數據庫的研究報告指出，牙周菌血症「可能在各種血管疾病，如血栓閉塞性脈管炎（Buerger`s disease）、動脈粥狀硬化，和靜脈曲張的發展上，具有重要作用。」[59] 研究還指出：「各式各樣的細菌，包括口腔細菌，被發現在主動脈血管瘤（aortic aneurysms）上繁殖，並在其發展中起了一定作用。」[60]

另一項研究中，有兩組患者，一組有慢性牙周炎，而另一組無牙齒感染病史，對於血液中的心血管危險因子，進行了比較。研究人員發現，有慢性牙周炎的人，血清膽固醇及低密度膽固醇（LDL）水平有增加。[61] 牙周炎與血清膽固醇，以及三酸甘油酯指數上升的關聯性，已經有許多相關的報告。[62,63,64,65]

細菌與慢性牙周炎的聯合，對於造成動脈粥狀硬化、中風，和心臟發作，有強力的誘發作用。

這些細菌產生毒素，分解血管壁組織，並導致肝臟中急性期反應蛋白，比如纖維蛋白原（fibrinogen）和 C- 反應蛋白（C-reactive protein）的釋放。當組織分解，並開始死亡，身體會因為要努力修復，而有發炎反應 **（CRP 指數上升）**。

當微血管區域的細菌和毒素濃度高的時候，會促發炎症反應，並且釋放急性期反應蛋白，來修復組織，如果後續沒有自我節制的機制，這就會造成動脈粥狀硬化的開始。

但是，當細菌和毒素持續存在，比如說慢性牙周炎，這種持續的發炎，會使得斑塊開始生長，最終變得不穩定。

在這種狀態下，斑塊很容易剝落，造成心臟病發作或中風，並不一定是最閉塞的動脈，引起心臟病發作，最易發炎、不穩定的斑塊，才是最危險的。這種發炎會使血液濃稠的血小板凝聚，和血塊造成致命的影響，而這些牙周病菌正是始作俑者。

牙周炎（及根管治療後的牙齒）與肺部疾病的關聯

ADA 和 AAE 完全駁斥威斯頓‧普萊斯在 90 年前進行的研究。在他的研究中，發現有牙周感染的患者，比沒有的患

者，形成肺炎的可能性高出 2.5 倍。[66]

　　有趣的是，最近的一項研究證實了普萊斯的發現。根據報導，在醫院裡，**有牙周炎的患者肺部感染，成為肺炎的可能性，是沒有牙周病的 2.8 倍**（院內感染肺炎）。[67] 這樣看來，普萊斯博士的研究是正確的。

　　有其他研究報告，給予許多曾經歷慢性肺部感染復發的患者，進行牙周治療後，患者就不再復發。[68] 醫學研究人員也指出，**牙齒的感染，可能是膿毒性肺栓塞**（septic pulmonary embolism，被感染的血液凝塊阻塞肺的大動脈）**的重要來源**。[69]

　　慢性阻塞性肺病（COPD），會導致肺組織嚴重性的破壞，包括氣短、咳嗽、咳痰等。在通常情況下，這種疾病會分階段進行，隨後在高原期惡化時保持不變。**研究清楚地發現到，牙周感染與慢性阻塞性肺病惡化的關聯性**，接受牙周基礎治療（不是根管治療）的患者去除牙齒不斷惡化的感染組織之後，就減少了肺病的發病頻率。[70]

　　在哮喘和牙周炎間關係的研究中，**牙周感染的患者，其支氣管發炎的比率，比沒有牙周感染的高出五倍**。[71] 威斯頓·普萊斯也將這個結果寫入報告，紀錄下一位慢性哮喘患者，將五顆感染牙齒拔除後，就改善的結論。[72]

牙周炎（及根管治療後的牙齒）與糖尿病、肥胖，和代謝症候群的關聯性

　　代謝症候群的特徵，包括胰島素阻抗、高血壓、糖耐受度異常，或糖尿病、胰島素過高、三酸甘油酯過高，和高密度膽固醇過低的組合狀況。

　　它通常伴隨著腹部肥胖、低能量和疲勞，作為這些狀況造成的後果，**代謝症候群是冠狀動脈心臟疾病公認的危險**

因素。許多研究已經發現,代謝症候群與牙周炎的關聯性。[73,74,75,76,77,78,79]

這種病也被診斷為糖尿病前期,其他研究也分別建立牙周炎與糖尿病、肥胖的關聯性。[80,81]

牙周炎(及根管治療後的牙齒)與神經系統問題的關聯性

威斯頓・普萊斯對於牙齒感染,和中樞神經系統疾病之間的關係,有很多描述。在討論這個高度普遍的情況中,「我們的許多動物研究,已揭示了部分器官的明確傾向,從有中樞神經系統障礙的牙科感染患者拔的牙,會造成兔子的中樞神經紊亂。」[82]普萊斯描述了幾個不同的神經系統疾病,包括記憶障礙和癲癇發作。

這樣一個案例,不僅可以作為根管治療牙齒,和中樞神經系統疾病之間密切關係的示範,而且還可以作為普萊斯博士證明自己,關於成果的持續和再現性的範例。這個特殊的例子中,**他從一個嚴重中樞神經系統疾病的患者中,拔取根管治療的牙齒,這顆牙被連續植入 30 隻兔子的皮膚下。所有兔子都在六天內死亡。**此外,所有兔子都展現類似那位患者表現出的神經系統症狀。[84]

過去的幾年中,已經有許多報告提出類似的關聯性。牙周炎與增加**癲癇**發作嚴重程度、[85] **阿茲海默症**發病、[86] 還有**中風**時,更嚴重的神經缺陷的關聯性。[87]

牙周炎(及根管治療後的牙齒)與類風濕性關節炎的關聯

威斯頓・普萊斯在這工作的早期,就建立根管治療牙齒

與風濕性關節炎的連結。儘管一些患者拔牙後，有明顯的好轉，令他爽快地承認：

相對的，我們對於「明顯改善變形性關節炎」這種事非常謹慎，因為這牽涉到嚴重的骨變型、大量的疤痕組織（在此情況下的骨疤痕組織），和患者永久性的損傷。[88]

有一個用來「揭穿」普萊斯的主要研究，針對 52 名類風濕性關節炎，也作過根管治療的患者。許多想為根管治療辯護的人，對結果的過度解讀，認為既然絕大多數患者在根管治療的牙齒被拔掉後，並沒有改善，所以全身性疾病和根管治療牙齒之間就沒有聯繫。本章前面已討論了這種錯誤的詮釋。

還有，注射有關節炎的根管治療牙齒的培養液，進到動物體內，經常也發展成類似的關節炎畸形。此外，現代的研究者也提出：牙周炎與關節炎關聯性的報告。[89,90]

牙周炎（及根管治療後的牙齒）與癌症

許多癌症的起源，可以一直追溯到感染和發炎的部位。

最起碼，牙周疾病也是一種慢性發炎的疾病。這種發炎，**在細菌轉為厭氧狀態開始釋放毒素時，會嚴重得多**。幾個研究者已將若干組織癌症風險的增加，和牙齒感染建立關聯性，[91]包括：

- 胰臟癌 [92,93]
- 肺癌 [94]
- 胃腸道的癌症 [95]
- 食道癌和胃癌 [96]
- 嘴唇、口腔、舌、鼻、咽喉、聲帶、氣管等癌症 [97]
- 頭部和頸部的癌症 [98]

　　除了這些相關性，另一項研究發現，有牙周炎的人，比沒有的人罹患癌症的風險，高出 14％。[99]

牙周炎（及根管治療後的牙齒）與其他症狀和疾病的關聯性

　　當研究人員不斷發現，牙周感染和全身性疾病之間的關聯性，被稱為牙周醫學的專科也變得更充實。下面只是概略的列表，但是足以表示，牙周炎和疾病之間的關聯性相當廣泛。與牙周感染相關的有：

- 出生體重過輕、早產、孕婦，及產婦血紅素水平過低 [100]
- 紅斑性狼瘡的惡化 [101]
- 血紅素過低（貧血）[102]
- 子癇症風險增加【編審註1】[103,104]
- 炎症性腸病 [105]
- 心臟鈣化增加 [106]
- 骨質破壞／分解（刺激破骨細胞活性）[107]
- 突發性耳聾 [108]
- 血清鐵蛋白（鐵的儲存）水平增加 [109]
- 僵直性脊椎炎 [110]
- 牛皮癬（銀屑病）[111]
- 血漿中維生素 C 含量降低 [112] 和維生素 D 缺乏症 [113]

【編審註1】
即妊娠毒血症的新生兒版本。

結論

牙科專家聲稱,沒有科學證據證明——全身性疾病與根管治療牙齒的關聯性。他們錯了!本章中,提出的證據證明了一個完整、明確、不可否認的關聯性。不管是與牙周病,或更深的骨感染(根尖牙周炎)都有密切關聯,感染病原體,及其毒素,與全身多種疾病建立其相關性。

雖然牙科爽快地承認了,與這些牙周感染相關的健康風險,但他們仍然堅定的認為,根管治療牙齒與這些無關。牙科專家們聲稱,雖然根管治療的牙齒可能存有細菌,這並不能證明這些牙齒被感染。然而他們又錯了,海利博士證明並非如此。

根管治療的牙齒,的確滲漏非常高毒性的外毒素,會直接引起組織損傷,且破壞細胞功能。這些毒素,就是由根管治療牙齒中存在的**厭氧菌**所產生的。

解剖學上的事實,以及前面章節所述的最新科學研究都已顯示,**所有根管治療的死牙都還有慢性感染。**如果根管治療,並沒有引入新的感染到牙齒和顎骨上,那麼就一定是原來感染仍然未能消除。

此外,圍繞根管治療牙齒的牙周疾病也有細菌,會直接穿過外牙骨質層,進入牙本質小管。

因為根管治療的死牙內沒有免疫系統的存在,這些細菌可以很容易地繁殖,並釋放毒素進入體內。即使治療牙周炎有技術上的成功,**根管治療的牙齒也可以成為細菌繁殖場**,隨著時間經過,越來越多的細菌和毒素,逐漸侵犯進入牙周區域。

許多普萊斯博士提到的全身性疾病的關聯性,目前正一一確認,並且在牙科期刊上發表了。

　　普萊斯、羅塞諾和其他的人，都清楚地表示感染牙齒的致病性；許多是有做過根管治療的，部分人則沒有，但成千上萬的兔子死亡，都證明了這一點。幾十年來，ADA 和 AAE 一直否認普萊斯博士那個「早被破解的理論」，其巨大的代價就是病患哀鴻遍野。

　　事實是不會消失的，如果這些組織能實驗證實他們自己的聲明，證明絕大多數根管治療的牙齒都不受感染，他們就能夠一勞永逸的破解普萊斯博士。但是他們沒有，只因為這樣的研究不存在。

　　許多普萊斯博士提到的全身性疾病的關聯性，目前正一一確認，並且在牙科期刊上發表了。**即使醫學界都已認知到，與牙周病有關的明確疾病風險**。至少，牙科專業人士應該要和病人討論這些已經確定的風險，確認根管治療的好處，是否大於健康風險。

　　做法其實很簡單，根管治療之前，病人需要完全知情，醫生要解釋所有潛在的健康風險，讓患者決定是否繼續。但是迄今為止，這幾乎不曾發生。

　　幾十年來，AAE 一直高聲大膽地宣稱「根管治療安全性不容置疑」的立場。但是，這些立場將放在下一章來一一檢視。

chapter 6

根管治療安全性的官方語言

美國牙髓病協會（AAE）是一個獨立的協會，主要是為了保護和促進其成員的專業利益。

這並不代表，AAE 所做或所說的一切不重要或者無效，但它確實潛藏了患者的健康，可能被扭曲犧牲的危機。

> 2014 年 AAE 的網站大力斷言根管治療的安全性。
>
> 這不是一個醫學上的發言，有悖簡單的邏輯。感染當然可能擴散到身體的其他地方，很顯然的，AAE 沒有講出全部真相。

美國牙髓病協會：治療是安全的？

美國牙髓病協會（AAE），是一個獨立的協會，主要是為了保護和促進其成員的專業利益。AAE 需要為廣泛的社會大眾保證，根管治療是安全又有效的，才能證明其存在價值。因此 AAE 必須保護根管治療不受攻擊，尤其是牙科專業人士，誰敢提出質疑。

這並不代表，AAE 所做或所說的一切不重要或者無效，但它確實埋沒了牙病患者的健康需求，很容易與該組織的利益衝突的事物，都有可能被扭曲和犧牲的危機。AAE 的報告，就在他們不科學的偏見和扭曲事實下不斷再版，甚至公然曲解，就為了保護這個每年數十億美元產值的行業。

一些 AAE 提出的特殊聲明，已經在前面的章節中討論到了。為了避免不必要的重複，本章將更全面的分析 AAE 所處的立場與主張。

AAE 聲明：根管治療是安全的

2014 年 AAE 的網站大力斷言根管治療的安全性。該組織明確指出：

「沒有有效的科學證據證明，根管治療與人體其他疾病有關聯性。當在牙齒嚴重感染需要牙髓治療時，根管治療是一

種安全有效的方法，消除感染根管的細菌，防止牙齒的再感染並保存自然牙齒。」[1]

AAE 還聲稱，它們提供的服務是「在患者已經知曉，沒有有效的科學證據證明，根管治療和癌症或其他健康問題有關聯性下的最佳利益。」[1]

1994 年秋冬，AAE 有一篇時事通訊，說明某顆受感染牙齒的局部感染，與全身性疾病有關的概念。在那個新聞稿的頭版有這麼一句話：「根管治療安全有效。」後續內文斷言：「有詳盡的科學調查證實，根管治療是保存牙齒安全的有效方法，而且做過根管治療的牙齒，不會對身體的其他部位造成感染。」[2]

在同一個通訊內有另一篇文章的標題是：「當細菌從被感染的根管蔓延時。」作者得出的結論是：「在急性根尖牙周膿腫（根尖牙周炎）的情況下，感染會從根部擴散到牙周的緊鄰結構，然後到緊鄰『結締組織』的頭部和頸部地區，導致蜂窩性組織炎和全身感染的跡象。這不是病灶感染，是細菌透過循環系統運行全身，在遠離感染源的地方造成感染的一個例子。」[3]

它充分證明了，亞急性細菌性**心內膜炎**，可能來自受感染的牙齒或出血的牙齦。

上面的敘述有夠荒謬。AAE 有什麼權威可以聲稱，根管治療過的牙齒，感染可以始終維持在牙齒局部，不會傳播到身體的其他部分？這不足以構成醫學上的發言，有悖簡單的邏輯。感染當然可能擴散到身體的其他地方。亞急性細菌性心內膜炎的範例充分證明，這疾病可能來自受感染的牙齒或出血的牙齦，而這是口腔感染的病灶。另外類似的例子是，一個由牙齒感染引起的**腦膿腫**。很顯然的，AAE 沒有講出全部真相。

AAE 對毒素傳播的立場聲明

在 1950 年代初期，一名瑞士牙醫安傑洛·莎真堤（Angelo Sargenti），開始用其他替代物取代牙膠來填補根管治療的牙齒。這種填充物含有**福馬林**（paraformaldehyde）。1991 年，AAE 發出強烈聲明，反對根管治療使用這種化學物質：

「含有福馬林的牙髓填充材料或密封劑（經常稱為沙金提膏 Sarqenti Paste，N-2，N-2 通用，RC-2B 或 RC-2B 白色）不應該用於根管治療，因為這些材料不安全。廣泛的科學研究已經清楚的證明，含有福馬林的填充材料和密封劑，可能導致根管系統，包括其鄰近組織不可逆的損害，包含結締組織和骨質破壞、頑固性疼痛、下頜和上頜神經感覺異常、上頜竇慢性感染。此外，科學證據顯示，福馬林填充材料和密封劑的損害，並不一定限於根管附近的組織。這些填充材料和密封劑中的活性成分，可能會在整個身體運行，並且滲入血液、淋巴結、腎上腺、腎臟、脾臟、肝臟和腦中。」[4]

AAE 對於福馬林根管充填材料的聲明，承認科學研究證實，含有福馬林的材料，不只停留在根管附近的組織。這是真的，警告是有道理的。但是，如果**福馬林可以從根管治療的牙齒滲透到血液、淋巴結、腎上腺、腎臟、脾臟、肝臟和腦中，那麼應該也沒有什麼可以阻擋牙上的細菌**，及其相關毒素滲入到整個身體以及器官中。

如果福馬林可以傳播到全身，細菌毒素肯定也是如此。

牙齒上的毒素與化學物質，並不是只有福馬林才會傳播。上面提到的細菌毒素，完全可以容易的進入血液和淋巴系統，然後透過組織外膜擴散至全身。

AAE 聲明反對拔牙的立場

　　AAE 網站上有關根管治療的「神話」 的文章中，有關於拔牙是否可作為根管治療的一個選項的說明，AAE 指出：

　　「如果可能的話，保存天然牙齒是最好的選擇。沒有什麼東西可以完全替代天然牙齒。人造牙齒有時可以會使你需要避開某些食物。維持好你的牙齒是很重要的，這樣就可以繼續享受各種營養均衡的食物。如果您的牙醫建議拔牙，問問看是否能選擇根管治療。

　　牙髓『根管』處理後加以適當的恢復，是一種經濟實惠的方式治療受損牙髓，通常比作牙橋、植牙或拔牙更便宜。根管治療也具有非常高的成功率。許多根管治療的牙齒可以維持一輩子。牙橋和植牙顯然需要更多的治療時間，將來也還可能會需要處理相鄰的牙齒和支撐組織。

　　全世界有數百萬健康的根管治療後的牙齒，繼續為我們服務，年復一年。這些健康的牙齒幫助患者有效率的咀嚼，維護他們的自然笑容，並且提高他們的生活品質。透過根管治療，全世界的牙醫讓患者終生保存其天然牙齒。」

　　▲ AAE 說的，是真的嗎？

有幾種說法可以證明其中有錯誤。其中有六點將一次解決。

1、AAE 說：沒有有效的科學證據顯示，根管治療死牙，與身體其他部位疾病有關聯！？[1]

　　在大多數情況下，牙齒須要做根管治療的原因，是因為被感染。這個感染是由病人的症狀、X 光片的評估，或綜合的診斷。第五章已經列舉了「有效的科學」研究證明，牙周病（圍繞齒根頜骨的感染）和全身性疾病是有關聯的，幾乎可以列出一條長長的清單。根管治療的死牙、根尖牙周病以及死牙

本身，對全身健康都有不利影響。

根管治療「牙周炎」，已經有大型有效的牙科研究用確認（在第三章中記載），失敗率非常高。根管治療死牙，從 2D 的 X 光片診斷出的感染率，高達 64.5％。傳統的 X 光由於技術上的限制，大約有 20％ 或更多的感染是看不到的。根管治療死牙的實際感染率，要比已知的大很多很多，只是無法透過 X 光片看到而已。

已經有許多「有效的科學」研究證實，全身疾病與牙周感染有關（見第五章）。如果全身性疾病與有牙周病的牙齒有關，那麼根管治療的根尖牙周炎也是。

根管治療未能終結感染的事實，確認了與全身性疾病的關聯性。但是，在根管治療死牙中的感染，是更加危險的，因為它會允許感染擴散，而且往往沒有免疫系統監控，只要牙齒還在口腔中，**咀嚼死牙所產生的壓力，就像一個高壓汞系統，會將病原體和毒素直接推進頜骨靜脈和淋巴系統。**

2、AAE 說：2013 年發表於 JAMA 耳鼻咽喉——頭頸外科的研究發現，同一顆牙做過數度根管治療的患者，其癌症風險降低 45％？[5]

AAE 使用了一個精心挑選的研究，來誤導讀者得出錯誤的結論。

這項研究是針對「齲齒和頭頸部鱗狀細胞癌（HNSCC）」之間的關聯性而作的，不是確認根管治療牙齒對癌症發病率的影響。研究顯示，基於齲齒發病率，1/3 有蛀牙也做過根管治療，頭頸部鱗狀細胞癌的發病率少了 45％。有趣的是，有三顆或多顆蛀牙的，其鱗狀細胞癌的發生率少 68％。

二度或三度根管治療，被視為對一顆長久齲齒的標準措施。研究人員只講結論：「頭頸部鱗狀細胞癌，和齲齒呈負相

關。」換句話說，齲齒越多，鱗狀細胞癌的發生率越低。如果按照 AAE 的邏輯，人們可以盡量蛀牙來減少罹患頭頸部鱗狀細胞癌的風險。

頭頸部鱗狀細胞癌，是唯一經調查的特殊癌症，然而世上還有許多類型的癌症。**數度根管治療牙齒者，對某一特殊癌症的發生率較低，並不代表，根管治療與其他癌症的總體發病率較低。**

科學應該是針對所有數據資料，評估後的完整客觀的報告，不應該有偏見。

更讓人不安的是，AAE 把這篇文章放在其網站上時，沒有放入任何在本書中列舉出的大量的研究報告，顯示根管治療牙齒對健康的負面影響。科學，不應該有偏見。選擇性地摘錄有利其立場的文章，而忽略所有的負面文章，這樣並不叫科學。這樣做的話，任何組織都可以不再被視為是科學的組織，而只是一個偏見和意識形態的自我圖利組織。

3、AAE 說：詳盡細緻的科學調查證明，根管治療是一種安全有效的方法？

考慮到近 100 年來，進行根管治療的牙醫，一直與局部感染的傳播概念抗爭，如果研究「證明」治療的安全性確實存在，那應該擺在網站的最前面最中心的位置，這應該是合乎邏輯的事情。在 AAE 網站上列出的所有研究中，都沒有這項證明，或甚至聲稱要證明，更別提根管手術的安全性了。

近三年的研究顯示，曾接受根管治療的人，罹患冠狀動脈心臟疾病的可能性更高。

這是事實，過去的 100 年已經有數千萬人作過這手術，並且只有很少（如果有的話）的證據證明，多數人的死亡與根管治療手術結果有直接關係。然而，這不是要「證明」 如果從

未有適當的科學研究的話，根管治療就可以說沒有疾病風險。

事實上，近三年來，有研究曾經發表在美國牙科協會期刊，最後一章被引用來證明，有做過根管治療的人，罹患冠狀動脈心臟疾病的風險，比那些沒有做過任何根管治療的人高。如果一個牙科手術增加了一種致命疾病的發病率，它真的安全嗎？

4、AAE 說：在急性根尖牙周膿腫（根尖牙周炎）的情況下，感染會從根部擴散到牙周的相鄰結構，導致蜂窩性組織炎和全身感染。

這不是局部感染，而是細菌透過循環系統跑遍全身，在遠端造成感染的一個例子？

雖然這種說法表面上是真實的，但是他們沒有明講的是，根尖牙周炎並非局部感染例子。

真實的情況是，感染沒有首先傳播到緊鄰根管治療的牙齒組織，這是真的。但這種感染，如同身體任何其他的感染，可以進入循環系統蔓延全身。要說這種感染只能停留在相鄰牙齒的說法，是完全錯誤並誤導的。而且在牙根部相連的淋巴和靜脈引流，會使這種擴散更為容易。

研究證實，牙周病相關的細菌會透過循環系統遷移。正如在第五章提到，「典型牙髓感染」細菌的 DNA，已經被發現存在於冠狀動脈心臟病患者的動脈壁，以及心臟病患者的動脈凝血塊中。由於血栓和斑塊是駐留在血液循環系統裡的，很明顯的，從牙齒周圍任何地方而來的病原體，都可透過該途徑傳播。

5、AAE 說：如果可能的話，保存您的天然牙齒是最好的選擇？

這種說法是假設，整體健康沒有什麼問題的基礎上。如果健康沒有問題，那麼這聲明就是真的。對於一些人來說，外觀

整口健康的牙齒，似乎比實際的健康更重要，尤其是年輕一代。

然而，如果要考量生活和經濟品質，做牙橋、植牙、局部假牙，或者甚至缺牙，還是比得到腦中風、心臟病發作、癌症、關節炎、失智症、糖尿病以及其它的系統性疾病還要好一點。死牙感染與每一個疾病的關聯性，已經被科學文獻證明。雖然因果關係尚未得到證實，但同樣也沒有任何研究可以證明，感染與疾病引發或惡化無關。

縱觀所有的醫學文獻，兩者之間的因果關係很少被證實，因為要建立這一點，通常需要昂貴的大型前瞻性研究。但是，即使關聯性不等同於因果關係，若能透過除去某風險因素（病灶）而可能讓疾病解決，事實上，也算是一個令人信服的證據。

不幸的是，患者在進行治療之前，很少被告知可能的疾病風險，因此並沒有真正做出明智選擇的機會。

6、AAE 說：根管治療具有非常高的成功率。許多根管治療的牙齒能維持一輩子？[1]

在第三章提到的根管治療評估研究，認為成功率在 39% 到 59% 之間。這些數字是根據根尖病變與 2D X 光片的觀察所得。3D 的 X 光片將成功率大砍 30%。這「非常高的成功率」一詞的定義，實在難以令人接受。

根管治療的死牙，空心而多孔。牙髓專科相信，這些填充封裝的牙齒無害。但是大量的研究顯示，這種牙齒含有會持續滲漏出來的病原體和毒素，絕非無害。**如果研究有效顯示根管治療死牙仍在感染，這樣的牙齒留存在口中，真會令人頭皮發麻。**

所謂專業，有時候是危險的

美國牙醫協會（ADA）及其專業組織如美國牙髓病協會（AAE）的規模，不管是會員和資金，都給予他們不相稱的

政策影響力。這些團體都是為了內部成員做事，不全是為了患者的權益或健康，但他們是被認為具公信力、利他的組織。卻大力推廣，對系統性疾病風險具有爭議的治療給患者。

如果食品和藥物管理局（FDA）致力於守護大眾健康，根管手術安全性的科學證據，應該迫使他們提出白紙黑字的嚴重聲明：「警告，此手術可能會危害您的健康。有研究證明，它可能會增加心臟疾病、肺部疾病、腎臟疾病、失智症、糖尿病和關節炎的風險。」

然而，美國食品藥物管理局已顯示，對於這大眾健康的重大威脅沒有興趣，他們永遠不可能做這樣的聲明，即使有強烈的輿論壓力。但是，如果他們這麼做了，價值數十億美元的牙科產業，會在一夜之間毀滅。而這正是我們認為，ADA 和 AAE 為什麼這麼努力，平息任何根管治療可能造成顯著疾病風險的概念。

因為 ADA 和 AAE 掌握強大的政治遊說團體，他們還有另一個方式：在專業通訊或在公會網站上提出立場聲明，往往會成為健康的一個公認標準。

若有冒險偏離標準立場的執業牙醫，姑且不論病人的死活，牙醫會被委員會認定有不良行為，這些牙醫會因為這些指控被驅逐。沒有公平的審判，沒有實質性的辯護，也沒有機會提出科學的研究來證明牙醫的行為。牙科委員會制定規則。他們有不容置疑和無限的權力，來懲罰立場不同的牙醫，而且只要他們認為妥當，就可以吊銷執照。這是一種特權，而不是權利。因此，「處置標準」是由公會本身決定的，任何牙科委員會的起訴，完全不等同於憲法所給予的權利。

此一現實點出了一些重要的問題：

誰來檢視牙齒健康和整體健康之間的重要關係？

　　誰來回顧文獻，看看 ADA，AAE，或其他任何人所說的是真是假？

　　病人怎麼能肯定，任何牙科手術不會在身體別的地方引起疾病？

　　不幸的是，沒人在乎！更糟的是，就算有這麼多的舞台，卻很少寬容面對反對的聲音，無視於有效的證據、經驗或邏輯。一個會思考、合理關心病人健康狀況的牙醫，很快就會發現自己面臨失業，甚至無法就業（見前言）。要讓這本書在不久的將來，改變牙科手術的現狀是不可能的事，但希望它會提供一股支持力量，給那些想作出明智決定，並堅持給自己與家人的最佳齒科保護者。

The Toxic Tooth

How a root canal
could be
making you
sick

chapter 7

根管治療的歷史公案

大部分感染根管治療死牙的細菌是厭氧的，即使培養基呈現陰性，也無法得知根管治療死牙是否感染。清除牙根，特別是彎曲的和分歧的根管系統，並無法百分之百保證，能夠完全除去所有牙髓感染組織。此外，抗生素只能殺死細菌，但對這些細菌所產生的毒素沒有任何效用。

> 即使培養基呈現陰性，在預測根管治療牙齒是否感染上也不準確。很多在醫院死亡的人都沒有明確的診斷。患者的最終死因通常就是他的「診斷」，但是，什麼原因導致這些「最終」死因？

免疫系統會因為要持續對抗慢性感染、替強烈的細菌毒素解毒，而不斷耗損。甚至發展成免疫系統耗損失守後的終極疾病——癌症。

根管治療危及生命！？

（本章內容根據羅伯特‧克勞茲（牙髓專科醫師 DDS）的個人及專業經驗所著）

誠然，一個牙醫的個人觀察，不足以證明任何東西。但牙醫多年的訓練和臨床經驗，透過這些年許多研究者的證明實據，提供我大量的根管治療危險性證據，我會在本章一一講述，並進一步披露根管治療死牙相關的疾病風險。

此外，儘管有過去和現在的大量證據，許多醫療界和牙科專業同事，仍拒絕接受這種與過去長期以來認知相違背的事實。

▲細菌培養結果，可能造假

在學校時，他們強調消毒根管空間的重要性。教授認為這很重要，學生被要求從根管的內部採檢體，並且將其送到實驗室培養，以查看是否有任何細菌生長。只有當培養基呈現陰性，代表樣本沒有細菌增長，根管治療才算完成。

受訓的時候，**許多學生常常沮喪，因為培養基的成果呈**

現陽性。**然而同窗經常造假**，收集無細菌感染的樣本放到培養皿，而不是真正從施作根管治療的牙齒中取樣。這樣培養細菌結果呈陰性，然後他們就可以完成根管治療。

但是，即使學生非常認真，而且最終提交的樣本顯示沒有細菌增長，這也不保證牙齒無菌。原因之一是，大部分感染根管治療死牙的細菌是**厭氧**的，這表示它們在氧氣狀態下不能生長。**即使培養基呈現陰性，在預測根管治療死牙是否感染上，也沒什麼用，因為通常存在著厭氧菌。**

這些厭氧菌都必須要以特定的技術來培養。一些細菌生長很慢，需要培養長達兩週才能看到增長，比當時正常的兩到三天還要長。所以，即使培養基呈現陰性，在預測根管治療牙齒是否感染上也不準確，**因為通常厭氧菌才是問題所在**。

▲有沒有感染，一聞就知道

當我還是執業牙醫時，經常有機會拔掉根管治療的牙齒。通常是因為 X 光片顯示根尖牙周感染的跡象，或者是牙齒因為要矯正（牙套）而被拔掉。拔除這些根管治療的死牙，常常需要事先對病人開導一番。

如果在拔牙前沒有說服患者，拔牙後會迅速改善，我會特別展示拔出來的死牙。很多時候，它與周圍牙根的尖端感染組織會變色，我也秀出從拔牙窩刮除的糊狀或變色的病骨給他們看。

但最有說服力的時刻是，我讓好奇的病人聞聞拔出來的牙齒。可預測的是，病人的頭都會轉到旁邊。**死亡和感染組織的氣味，是一種令人難忘的味道。**我的牙醫助理曾經說拔掉的根管治療牙齒，聞起來像一隻已被分解了一段時間的**死老鼠**。

相比之下，一般情況**拔出的健康牙齒有正常的顏色，也沒有難聞的氣味**。他們未受感染，因此沒有相關的死亡腐爛的組織。

▲史密斯先生是怎麼死的？

史密斯先生的病情正在迅速惡化。這一個月以來，他因呼吸急促而被送往醫院。他的家人和兩個醫生正聚集在一間會議室。

胸腔科醫生（肺部專科）談到：「我們對史密斯先生病情的原因一無所知。我們到處找感染源，但什麼也沒找到。」

但我覺得有必要提出不同的看法：「不，你沒有全找遍。你沒有檢查他的嘴。史密斯先生有兩顆根管死牙正在感染。」

胸腔科醫生似乎完全無視我的意見，雖然他瞥了坐在角落裡的心臟科醫生一眼，似乎是為了看看他是否也認為我的建議很可笑。當時，**口腔與系統性疾病的關聯性**，並沒引起太**多牙科和其他專科醫師的注意**，但是對我來說，彼此的關聯性相當清楚，可是這醫生甚至不願意看一看口腔來確認這個可能性。不幸的是，史密斯先生第二天就死了。

得到家人的允許後，我取得了史密斯先生的完整醫院記錄。在這些圖表中只有更多的問號和不確定性，似乎沒人知道史密斯先生為何生病死亡。當然，沒有任何合理的科學能夠解釋，史密斯先生的病源。

沒有病因，一個診斷都不會有。

即使各科醫師的多次討論，對病人的診斷都陷入死胡同。血液檢查顯示史密斯先生有細菌感染，血液培養的細菌卻為陰性。由於對病情無法掌握，主治醫師嘗試了一種又一種的抗生素，用亂槍打鳥的方式治療，直到史密斯先生的腎臟和肝臟，被這些藥物和未知的感染搞垮。

在無情的藥物毒害和無法驗出感染的壓力下，這些器官終於開始衰竭，但是沒有確診。一個診斷都沒有，病歷上還是一堆問號。

　　然而史密斯先生這種狀況在臨床上卻很常見。每天很多在醫院死亡的人都沒有明確的診斷。**患者的最終死因通常就是他的「診斷」**，比如說心臟病發作、血栓、中風或呼吸衰竭。但是，什麼原因導致這些「最終」死因？

　　在去世的十六年前，史密斯先生曾對他的一顆牙齒進行根管治療。處理過程中，他引發了亞急性細菌性心內膜炎（SBE，subacute bacterial endocarditis）。細菌從受感染的根管治療牙齒進入血液，並前往他的心臟。SBE 是死亡率很高的疾病，雖然受感染的牙齒不是導致 SBE 的細菌或其他微生物的唯一來源，但是史密斯先生的 SBE 發作原因，顯然可以追溯到做過根管治療的死牙。

　　這些病原體侵入其中一個心臟瓣膜中，並且長期滋生。他的心臟瓣膜損害，嚴重到必須做心臟瓣膜置換手術。之後，史密斯先生在**口腔中仍然有同樣的根管治療死牙，以及患有中度至重度的牙周病**。

　　這裡浮出了一個很明顯的邏輯問題：既然牙齒已經歷過這麼嚴重的感染，為什麼口腔細菌不能是引發致命疾病的原因？

　　正如體內其他器官的慢性感染，在臨床醫療上具有重大意義，口腔感染應該也不容忽視。但是相反的，美國牙醫學會（ADA）堅持認為，根管治療的死牙永遠不會引起或導致任何系統性疾病，這對公認的醫學原則真是莫名其妙的「選擇性忽略」。只要根管治療被視為是「神聖」的治療，毫無疑問的，人們就還是可能因此倒大楣，甚至為此失去生命。

根管毒素幾乎是致命的

　　根管治療被判定為成功時，是基於疼痛已經消失，還有 X 光片上看起來以前感染的根管周圍骨頭癒合了。

多數牙髓專科，會對任何技術上可行的牙齒進行根管治療；**無視於感染或毒性程度，還有微生物的致病性**。事實上，嚴重感染的疼痛是要進行根管治療的首要原因，牙髓專科真的相信根管治療可以排除這樣的牙齒感染，而剩餘的細菌會安全的埋在死牙內。

我親眼看到，鎮上醫師的一顆根管治療死牙有問題。這醫生有一顆門牙在星期四做過根管治療，到了週六他就痛到把牙醫叫回來。

牙醫很少建議把他們認為已經「治好」的牙齒拔掉，不管感染得多嚴重。這醫生的牙醫那天早上答應見他，並著手填充根管空間。

回家的路上，這位醫師就開始感到極度不適。他叫妻子開車送他到醫院急診室。抵達後，他幾乎沒有清醒。發高燒、心搏律率每分鐘超過 160 次，低血壓在危險程度。

他不停地懇求急診室工作人員不要讓他死，然後住進了重症加護病房，處於休克狀態。傳染病專科醫生開始用抗生素治療他。他們選擇的是殺死**好氧菌**的抗生素，主要對於有氧氣才成長茁壯的細菌有用。

然而，**這些藥物對根管治療牙齒內部的細菌沒有產生效果**，因為這些是厭氧菌，生活在缺氧的環境中。此外，由於**牙髓在根管治療中除去了，牙齒不再有血液供應。即使是正確的抗生素，要到達感染持續存在的死牙內也是不可能的事情。**因此，對抗這種感染服用抗生素是沒有用的。更重要的是，這種細菌產生極強烈的毒性，進入血液中——就在對根管空間進行填補之前——僅僅幾個小時，就引起中毒性休克。

抗生素只能殺死細菌。但對這些細菌所產生的毒素沒有任何效用。醫生和主治牙醫都不熟悉口腔細菌及缺氧環境的致病性。幸運的是，這個醫師是個原本健康的年輕人，具有比

較好免疫系統。他經歷了非常難受的 3 天，從重症加護病房離開後並沒有明顯的永久性損害。

如果他是老一點或免疫系統差一點，可能小命不保。但是，**年輕的、良好的免疫系統往往會掩蓋臨床治療的不當，會**粉飾表面上看起來至少是可以接受的根管手術。

回過頭來看，可以合乎邏輯的推斷：你可能有一顆幾乎殺了你，要趕快需要拔掉的牙齒。事實上，這也是我推薦他處理的方式。但是，我接到醫院口腔外科醫生的電話，認為牙齒可以透過完整的根管治療程序保存下來。他說，我們必須盡力挽救這個牙齒，因為這位醫生是醫務團隊和社區的重要成員。

這位醫師的首席牙醫還認為，牙齒可以而且應該被「拯救」而不是被拔掉。面對這些相同的建議，這位醫師決定不拔牙，而是完成根管治療的程序，並保持牙齒。正如前面提到的，只有極少數醫生會建議拔掉臨床上還可以「醫療」的牙齒，就算日後可能會產生危及生命的毒素。

此時，**差點讓這位醫師喪命的細菌，仍然存在他的根管治療死牙中的多孔狀牙本質小管內，不斷地產生和釋放相同的厭氧菌毒素，並進入他的身體。而下一個疾病，就在等待免疫系統下降時爆發，而免疫系統也會因為要持續對抗慢性感染、解毒強烈的細菌毒素，而不斷受到耗損。免疫系統的全面崩盤，可能在幾天、幾週、幾個月或幾年。**

還有，這種慢性毒性和感染加上其他的危險因子，經常會發展成威脅生命的疾病，如**心臟病**，甚至成為免疫系統耗損失守後的終極疾病——**癌症**。

疾病可能發生在根管治療數年之後，所以醫生很少調查根管治療和疾病之間的相關性。其結果是，根管治療的死牙繼續留在顎骨，並且該牙齒會持續慢性感染與釋放毒素。

死牙拔掉後，心臟移植不再必要

我曾治療嚴重心臟衰竭的患者，並已經排好心臟移植手術。他在心臟移植手術前找我清除所有的口腔感染。他有幾個根管治療的死牙，重度牙周病感染擴散到上頜竇。我拔掉感染的死牙，刮除相關的肉芽組織和感染的骨頭，並從上頜竇底部刮除患病組織。**上頜竇內的感染很嚴重，鼻竇和顎骨都需要膿引流。**

在收到細菌培養結果後，我開給他對這些細菌有特效的抗生素。不久之後，他的心臟血液射出率改善，不再需要心臟移植手術。這位患者的心肌，無疑有一定程度的急性收縮損害，推論其毒素感染除去後，發炎的心肌已恢復健康。

▲眼見也不信！？

伊麗莎白是 33 歲女性，身高體重正常，沒有任何顯著的病史。有一天，她右側腎區開始疼痛。她的症狀很快嚴重到嘔吐和腹瀉，血壓高的嚇人，體重掉很快，極度疲勞痛苦。

對伊麗莎白的內科醫生而言，她的臨床症狀已經很多了，她隨後住進了醫院，給予藥物來控制她的血壓，還有抗生素來對抗明顯的腎臟感染。雖然伊麗莎白在醫院略有改善，但是她的右腎區仍然持續疼痛。營養吸收也有困難，她體重持續減輕，醫生告訴她，要改善至少需要六個月，再下來醫院也沒法多做些什麼。於是她出院並且以門診追蹤。

但是出院後不但沒有改善，伊麗莎白變得更糟了。她的家人不知道該怎麼辦。醫生似乎沒有答案，伊麗莎白的健康狀況繼續迅速下降。

伊麗莎白的母親從親戚那裡，聽到關於我對感染牙齒和相關疾病的成果。雖然他們對牙齒能引起如此嚴重的疾病存疑，但是走投無路之下，伊麗莎白和她的家人在這個時候不

管任何事情都會一試。

當伊麗莎白來我的辦公室時,她看起來情況很差。非常削瘦,臉色蒼白,光是走路到手術室就疲憊不堪。在徹底了解病史後,我做了牙科檢查。

檢查顯示,伊麗莎白有**一顆被感染的根管治療死牙,和其他兩顆被感染的臼齒**。儘管這些牙齒沒產生相關的疼痛症狀,不過無論是臨床檢查和 X 光片的檢查,都證實感染確實存在。在這種情況下,牙醫師需評估所有的牙齒是否已被感染?不是只有那些疼痛的,是非常重要的。

當免疫系統已被根管治療的死牙長期削弱,其他感染的牙齒,有時在臨床上看起來會不夠明顯【編審註 1】。請記住,產生炎症和膿液是免疫系統【編審註 2】的運作指標。缺乏這些跡象,只意味著免疫系統負荷過重,需要養兵蓄銳才可以適當的對其他亞臨床感染牙齒進行反應。

然後我對伊麗莎白解釋,被感染牙齒和身體其他器官疾病之間的關聯性。我說如果她是因為手上有和牙齒相同嚴重的感染而去看醫生,那醫生會優先考慮牙齒感染足以致病可能的原因。但是,由於醫生沒有受過牙科相關的訓練,可能不會聯想到是齒科感染導致疾病,他們甚至沒有考慮這種可能性。當然,大多數牙醫也認為,牙科疾病僅限於口腔。因為出版於 2002 年的《疾病的根源》一書,已經讓這種觀點有所改變,但這改變僅限於全身性疾病和牙周病之間,而不是根管治療的牙齒。

【編審註 1】

係指兵力(免疫力)不足,戰況不夠激烈。

【編審註 2】

係指白血球分類中的嗜中性白血球。

　　雖然強調了拔除受感染死牙的重要性，但是無法保證這就是導致她目前狀況的原因。其他沒有診斷到的，不是牙齒的感染，仍可能是病情的部分原因。不過，伊麗莎白仍選擇拔掉受感染的牙齒。

　　幾天之內，伊麗莎白就開始感覺變好。在拔牙後兩週，她又回到醫生那兒，醫生發現血壓已經恢復正常，所以就中斷了高血壓藥物。當伊麗莎白告訴醫生，她拔掉了三顆受感染的牙齒，並且問這是否可能是問題的來源，醫生說，這只是一個「巧合」，拔掉牙齒和她病況的改善無關。即使**導致這些疾病的齒源性感染，幾乎就攤開在眼前**，但醫生與牙醫對這種疾病相關性的省思，仍然很少獲得重視。

　　伊麗莎白的體重在一個月內回復了五磅多，她說感覺太棒了！在被感染的牙齒拔掉前，她的健康指數已經持續下滑了好幾個月，卻在拔牙後立即好轉。

　　在此案例中，口腔和身體其他部分之間的關聯性不容置疑。然而，醫學院和牙科學校不教這些重要的關聯性，因此大多數醫生和牙醫，在其職業生涯仍然對此所知有限，而讓許多其他的「伊麗莎白」繼續「陣亡」。而現在，已經到了2014 年，**醫學院和牙科學校仍然不講授──口腔和身體各處之間的重要關聯性。**

幾乎所有根管治療後的牙齒，仍繼續感染

　　透過顯微鏡檢查，我發現，**幾乎所有拔掉的根管治療牙齒，都還含有壞死的牙髓組織**，儘管根管充填材料也完全密封。這怎麼可能還會發生？在根管治療過程中，清除牙髓根管空間，充其量不過是一個不精確和破綻百出的步驟。清除牙根，特別是彎曲的和分歧的根管系統，並無法百分之百保證，能完全除去所有牙髓感染組織。

此外，針對要清除的區域，很顯然的，有一部分在物理上遠遠超出了手術器械能碰觸到的範圍。**即使牙髓組織在某種程度上已經 100% 去除，儀器無法清除感染周圍，始終存在牙本質小管內躲藏的細菌。**

而在第五章討論過，即使是無細菌的根管治療，牙齒也很快就會感染，因為沒有體液透過牙本質小管向外推，防止細菌的大量湧入。感染因為移除免疫系統移除而持續存在。

拔出的根管治療牙齒的病理報告，也通常反映了感染和壞死組織存在，這些感染從未完全從牙齒根管去除。因此，如果我們知道即使是牙齒內最方便清除的部位，在大多數情況下也沒法完全清乾淨，可以確定的是，在根管治療過程中，無法輕易達到的根管將不可避免的持續感染。這部分的牙齒，是由橫向管道和無數個細微牙本質小管所組成。這進一步確認了**根管治療的目標：消除細菌和病毒感染，是不可能做到的事情。**

由於要消除所有在牙齒上的細菌，從來就是不可能達成的任務，多數牙醫師只能「希望」細菌已被根除。X 光片永遠無法辨識出，窩藏在牙本質小管的細菌，還有它們不斷產生的毒素。

然而，3D 的 X 光影像顯示，即使 2D 的 X 光片看起來有骨質癒合的跡象，事實上大部分的根管治療牙齒，仍可以繼續在根尖孔看到根尖的病理。根管治療牙齒內的細菌，和釋放的毒素不會讓 X 光片產生陰影。此外，雖然疼痛可以是感染的指標，但是無痛並不保證沒有慢性、低程度的感染。

　　如前所述，**即使是最毒的根管治療死牙，也不是一定都會產生疼痛**。實際上，前面提到的根管治療處理過的牙齒，就**像冷水煮青蛙**一樣，最沒有不適感和相關症狀，這反而可能是最毒的。正如在婦女衛生棉條的感染和中毒性休克症候群，嚴重的毒性甚至會危及生命，但是在產毒的部位卻沒有感到疼痛。在中毒性休克症候群中，起源點正是受感染的棉球，在牙科病人則是根管治療的死牙。

牙髓專科拒絕回答合理的問題

　　兩位紐約牙髓組織的傑出成員，參加了我的演講。他們試圖反駁大部分的科學數據，並以不科學的資訊取而代之。他們還提供了大量根管治療牙齒的臨床數據，但拒絕接受審查。後來我重新聯繫這兩位牙醫，並傳真下面的問題給他們。

- 根管治療的目標是什麼？
- 細菌可以完美的被封存在根管治療的牙齒中嗎？
- 細菌或細菌毒素，是否會從成功的根管治療牙齒中滲出？
- 成功的根管治療牙齒，會不會引起或促發系統性疾病？
- 對於疾病治療，根管治療是否幫倒忙？
- 有沒有任何在臨床上可以治療，但你不會去進行根管治療的牙齒？如果有，你決定做不做的依據是什麼？
- 哪種症狀適用根尖切除術？這個手術的目的是什麼？

兩位醫生一直都沒有回應，沒有回覆問題或回電。

　　經過大約無消無息的三個星期後，期間，我多次致電到他們辦公室，接待員的回答都一樣：「醫生現在正忙著看患者，等等會回電給你。」不過醫生一直都沒有回應。

　　這七個問題我也正式提送給 AAE（美國牙髓協會）。自稱是 AAE 公關與專業協調員的員工，和 AAE 裡頭的一個牙醫一起處理這個調查。電話那頭的牙醫獲悉有一本關於根管治療的書，正在尋求 AAE 官方立場的幾個問題。他回答說：他會很樂意幫助，自己有直接為 AAE 發言的權力，要求把問題傳真給他，會在一個星期內回覆。

　　因為沒有收到那位牙醫的電話，於是再次聯繫。他問到寫這本書的用意是什麼？我說：這本書的目的，是讓大眾了解有關根管治療的真相。他說：在回答這些問題之前，AAE 委員會有一些法律問題需要解決。

　　然後他又說下星期再回覆，結果還是一樣無消無息。試著再次與 AAE 聯繫後，終於有回音了，有個自稱 AAE 副主任的女士回電：AAE 拒絕對我提出的七個問題發表評論！她甚至說：「AAE 可不是來幫你寫這一本書的。」，她先表明，AAE 將免費提供這樣的信息給廣大市民，我告訴她這些問題就是大眾的疑慮，而且大家認為解答和 AAE 聲明的專業領域有關，她繼續拒絕而且突然結束對話。牙醫和美國牙髓協會在怕什麼？

　　每一個要做根管治療的患者，應該都要去詢問牙醫這七個問題，以及直接去問 AAE。此外，儘管 AAE 自稱有，實際上並沒有科學的論文來反駁，韋斯頓・普萊斯和羅塞諾的研究成果。AAE 提供的論文，都無法有效地反駁局部感染的概念，或根管治療死牙對健康的負面影響。

　　你有知道答案的權利。也許很難知道哪個答案才是正確的。這有賴於你看到的科學證據。如果這樣的證據沒有著落，保持懷疑並且要求更多，而不是更少。

The
Toxic Tooth

How a root canal
could be
making you
sick

chapter 8

根管治療的悲慘經驗

所有的疾病,都來自局部病灶感染所引發對細胞和組織的氧化壓力,比如說:根管治療牙齒內受感染的填充物,以及其他受感染的牙齒,肯定會透過擴散病原體及其毒素到全身,而增加氧化壓力,對我而言這是個悲慘的經驗。

所有疾病是因為毒素和氧化壓力增加所引起，唯一真正有效的療法是，在細胞層面加強補充抗氧化劑。做過根管治療的牙齒，是造成冠狀動脈粥狀硬化和心臟病發作的頭號危險因子。

根管治療的悲劇，就在我身上

（本節內容根據湯馬斯・利維醫師（心臟專科）、法律博士的專業心得與現身說法。）

▲幾乎完美的童話故事？

約三十年前，我還只是一個「普通」的心臟科醫師，對於牙醫的專業診斷與治療並沒有任何的偏見。

我是路易斯安那州新伊比利亞的成人心臟科醫生，在當時紐奧爾良欣欣向榮的杜蘭大學仁愛醫院（2005 年卡崔納娜颶風後就關了）結訓。仁愛醫院的醫學院學生、實習生、住院醫生，和杜蘭醫學院研究員在東側，而路斯安那大學醫學院則在其西側，學習期間很活潑，是非常有活力的經驗。

從 1972 年到 1991 年進入醫學院，在新伊比利亞受心臟病專科訓練的這段期間，我對任何事情都沒有過遺憾。我真的對許多同事們，在醫學院和畢業後的受訓和所承受的壓力，甚至他們個人職業工作量感到抱歉。當我終於離開新奧爾良的新伊比利亞，準備開始拯救病人，將生活樂趣發揮到極致，我對這一切都感到有趣，覺得自己是被祝福的人。

▲一小片骨頭和根管

在新伊比利亞快滿五年的時候，有次我吃漢堡時咬到了

一塊骨頭。事當湊巧，這個小骨頭直接卡在左下方的臼齒中間。因為咬得太快，上方臼齒進一步將這塊小骨頭推進下臼齒中，使它裂開了，正中紅心，當下令我痛到不行，因此趕快去看牙醫。

終於，我去找偶爾會一起打回力球的牙醫朋友，他迅速的檢查了我的牙齒，說這顆牙需要「根管」治療，並推薦他認為最好的牙髓專家，在路易斯安那州北部離此約30分鐘車程的拉芙葉。我當時唯一的想法是：根管治療，一向會造成難以忍受的疼痛與人生磨難（這是與根管治療本身最類似的地方）。於是，我再三要朋友保證，這不會是我一生中最糟糕的經歷，他耐心地解釋說，牙醫在麻醉時會非常周到，不會有問題的。他說的也對，這不過是一顆牙齒，有什麼好擔心的？

然後，我的生活恢復正常。牙齒感覺很好，絕對沒有問題，可以好好咀嚼。對我來說，現代牙科似乎已經好好的完成它的工作了。前一刻我還有很大的麻煩，但現在很明確已經解決了。然而，**如果根管治療是真的解決問題就好了，但事實並非如此**。因為根管治療，導致人生急轉直下，我即將經歷一連串負面事件，將我推向原本絕對不會選擇的職業正義新方向，大約花了五年的時間，我的生命中起了重大變化。現在回想起來，一切都有巨大的意義，雖然當時的我毫無所知。

▲新的道路，開始

1991年時，由於一些個人因素，我覺得在新伊比利亞擔任心臟科醫生的緣分已盡，於是，我決定搬到科羅拉多州的斯普林斯，繼續心臟科醫師的職業生涯。因為多次去那兒滑雪，一向都很喜歡科羅拉多，單身的我，自己決定的重大改變也不會破壞任何人的生活，於是下定決心，不管是情感上還是邏輯觀點來看，這就是下一步重要的人生方向。

科羅拉多斯普林斯並未成為我的最終之地。我從來沒有

在其他地方感受到，如同在新伊比利亞的生活一樣享受。結果事實證明，我將面臨重大的負面事件，令人生有了全新方向。

幾年後，我已經成為具有影響力的心臟科醫生，尤其是在工作的其中一家醫院。不久，我就發現這些成功，使得其他心臟病專科醫生不高興。我在這家醫院中絕對沒有「特權」，然而，因為醫院對組成五名成員的心臟病工作小組很感興趣，因為這個小組的產值——包括所有的心臟相關檢查，以及許多心臟手術——是很龐大的。

如果他們將這小組的大部分或全部業務，移往其他醫院，醫院就會面臨巨大的財務危機。這聽起來似乎很囂張，不過他們非常希望我留下，最終他們成功了，照我的條件。

我收到出席通知之前，醫院委員會審查了我的工作「品質」，來決定能否繼續保有權限。五人小組中有幾個——也許是所有——的心臟病專家提出正式聲明，我的血管攝影和心導管手術的併發症發生率太高。幸運的是，我能在委員會的最後一次會議前，擺平這些具體的指控。

我聘請了律師，但她從來沒有來得及從丹佛飛往科羅拉多的斯普林斯去開會，她對我幾乎沒有幫助。也許這樣，後來我才想去上法學院，天知道。

為了準備反駁那些指控，還有指出這些指控所缺乏的依據等資料，我整理成 25 頁的解釋，內容包含有關心導管手術的特性，還有病理和解剖上，已知可能會造成選擇性撕裂動脈壁的相關損害等。

我引用許多當代醫學文獻來支持，此外，清楚地表示，「併發症」發生率不但沒有增加，質實上比醫學文獻報告中的典型併發症的發生率，還要低很多，不過我仍然沒有辦法保證這些傷害在那一天會發生。（作為小組的心臟病專家之一，我曾聽說有人竟然在心導管實驗室裡，當著委員的面罵

我是「屠夫」。這毫不奇怪,更諷刺的是,他才是真正的屠夫,因為我從來沒見過一個心臟病專科醫生,在心導管室進行手術時這麼粗心魯莽,忽視許多重要細節。不過委員會正在處理的是我,而現在盛傳的流言蜚語,對我一點好處也沒有。)

委員會權限很大,大約有 20 至 30 名醫生和其他醫院的工作人員出席會議。我把我的解釋和分析交給他們,然後當他們看著自己那一份的時候,大聲宣讀整篇文稿。

看完文件後,只有極少數的提問,然後有人請我到外面等候。不久後我被通知說,我的權限沒有被削減,但需要一位監察員——五人小組中其中一位——來督導我日後的心臟手術。

我得說,我對權限還沒有被廢除,感到相當吃驚;這一切看起來像私設法庭。然而,我的書面解釋似乎將之化險為夷。委員會裡唯一的朋友後來告訴我:「你真的是以分析和參考文獻打敗他們,要不是科學文獻站在你這邊,你無法讓這些約翰·霍普金斯或杜蘭大學的醫生們俯首稱臣。」我不知道真的假的,但至少聽起來很順耳。

我馬上決定,等一個月後再向醫院辭去工作,然後將所有的工作重心轉移到另一家醫院。我知道,未來的醫院權限和申請責任保險的負擔,會在醫院調查後確認,突然離職,讓我的事業亮起紅燈。但是我不得不離去,每一次經過醫院門口,都會感到一種重重陰影向我襲來,這實在太過沉重。

但是仍然有一個很大的問題,或者至少在當時看起來是大問題。在我從在這家醫院離職的那刻起,我的收入與工作量就少了幾乎一半。在科羅拉多斯普林斯,有許多患者只會去熟悉的那家醫院,絕不去第二家。然而,這並沒有阻止我離開的決定。

幾個月後,我在辦公室盯著牆壁——現在病患很少——,

我開始思索我要去哪裡、工作的意義。我還是很喜歡心臟病專科，我是真心的在幫助病人，但只是這樣似乎不夠。

我不知道該做那些事才好，只有一個強烈的感覺，我的餘生並不想只停留在「主流」的心臟病專科，這可能不是真的應該走的路；感覺就像有條橋樑導引我走到別的方向，但是這座橋要通往何方？

牙醫師教我的事──醫學如何眞正使患者健康

幾個月後，我在鎮上的替代能源會議，遇到了郝爾·賀金仕博士。我們共進午餐閒聊，他非常堅持，要我去他在鎮上的牙科診所做齒科檢查。我當然有時間，這似乎也很有趣，不久後就依照他的提議前去拜訪。

賀金仕博士的診所令人驚嘆。我看到病人臨床上的改善，還有以牙科專業來進行標準化的非凡實驗，從飲食、營養補充品和生活方式改變，到前所未見的疾病逆轉程度，而且我相信，沒有他給予的治療一定做不到。我的第二個──當然是最具意義的一個──醫學教育正要開始，這位牙醫將要變成我最重要的醫學導師。

賀金仕博士邀請我在門診為病人諮詢，特別是在治療幾週和幾個月後的後續評估，患者通常兩週看診一次。他提供優厚的報酬，我也很樂意這樣做。

事情開始時很順利，我開始懷疑原本執業的微小心臟科醫師的實質意義。我學習有關**毒素、抗氧化劑**，還有**營養素**如**維生素 C** 的大量資訊，這是在我過去的醫學院教育中從來沒有教的。此外，賀金仕博士常常為來自世界各地的牙醫和醫生舉行會議，我開始與他定期聯手講課。

大約一年之後，**我終於結束了心臟病專科的執業，從此再**

也沒有回頭，也沒有絲毫後悔。**感謝神給我機會，讓職業生涯找到新方向。**我也要向那五人小組道謝，沒有他們，這一切肯定永遠不會發生。他們給了我時間去思考，促成我與賀金仕博士的相遇。

我絕對肯定，以前的我，絕不會放棄全職的心臟專科醫生資格，去參與賀金仕博士的治病新方向，而五人小組給了我這個可能性，使人生再次由谷底翻升。

▲想變得健康的話──拔掉根管死牙

在我與賀金仕博士的專任諮詢和講課簽約後不久，生命中**第一次嚴重的頭痛**開始發作。我很苦惱，檢查血壓後，發現**血壓非常高**。作為一名心臟病專科醫生，定期治療許多患者的高血壓，一直是我賴以維生的工作，但是從來沒有想過要用來治療自己。

我開始用藥治療自己，但是臨床反應不佳，我決定跟賀金仕博士談談，因為在嘴裡仍然有少量的汞填充物。也許這就是問題，問問也沒差。

賀金仕博士切入正題：**「你做過根管治療嗎？」**

「嗯，有啊。怎麼了？」我回答。

賀金仕繼續說：**「除非你拔除根管死牙，要不然就無法擺脫高血壓。」**

我嚇呆了：「那顆牙感覺很好。你的意思是，我得要拔掉那顆牙？」

賀金仕不會錯過任何一個致病的環節：「如果你想變得健康的話。」賀金仕博士的嘲諷一直都不討人喜歡，但在我越來越瞭解他後，早習慣了。

我為賀金仕博士在這一點致上最高的敬意，**身為一個心臟病專科醫師，我在試圖控制血壓上受到極大的挫折**，我只能勉強自己信任他（一種自然的病人情緒，不幸的是往往這是錯的），第二天就拔牙，牙槽也確實地清理。

拔除根管死牙後不久，我的血壓開始恢復正常，而且頭疼完全消失了。我嚇呆了，也為自己從此以後，中風或心臟病發的風險的大大降低而感激。我也意識到，需要學習更多（最好是一切）有關根管治療牙齒對全身性疾病影響的關係。

我的健康狀況實際上改善不少，回想起來，我從未意識到自己 44 歲身體惡化，對健康的重大意義，從來沒有想過能量可能會被耗盡，現在又精力充沛。我心中感到「**重生**」，注意力和記憶力，像是恢復到大約 20 年前在醫學院時期的程度，我像從未讀過書一般的去鑽研書籍和文獻。

身體健康的改善，還有優渥的收入，並沒有花上太多時間，這使我決定進行我的下一步：法學院。

直到今天，我仍然不知道為什麼會去上法學院，只能感覺生命中的下一步應該如此，所能肯定的是，目睹了賀金仕博士所忍受的一切磨難，對我起了決定性的作用。

賀金仕博士，從來不怯於推動他對治療牙齒，和改善醫學疾病發展的科學模式。許多牙醫和醫生，對他所走的道路能改善那麼多患者的人生，大加推崇；也有越來越多的牙醫和醫生罵他，他們以合法的方式極盡所能的破壞。實際上，賀金仕博士有固定合作的律師，來處理有關牙齒醫療教育活動的負面事件文書資料。

就算取得了法律學位，我這一輩子從來沒有從事法律工作過，在 1999 年考到律師資格，已覺得這份努力相當值得。醫藥，還有我們日常生活中遭遇的一切事物，有著大量與法律有關的議題，會影響各種專科執業。

美國現在的疾病治療選擇非常不自由。雖然，因為網路、智慧手機，以及令人興奮的資訊新時代，選擇治療方式的自由已經慢慢而擴張，沒有人被封鎖相關的醫療訊息，但是我們還是離自主的醫療很遠。

這種自主醫療，需要政府和各種醫療、牙科機構給予民眾自己選擇醫療方式的自由。但是現今是由典型「多數決定一切」的心態，去裁決關鍵醫療議題的法規體系，即使顯著的進步往往來自那些前衛的少數也一樣。在科學和醫學上，當多數派掌控著科學數據和掩蓋明確的實驗結果，大家都是輸家，除了大型製藥公司，和它們的附庸既得利益者以外。

取得法律學位不久後，我出版了第一本書《不知情的同意：看牙危機（暫譯）》（Uninformed Consent:The Hidden Dangers in Dental），合著者是賀金仕博士，此後又陸續出了八本書。回想起來，這些書的訊息吻合度之高，讓我感到驚奇。當然在開始撰寫時，完全不是故意的，但不約而同地，這幾本書中都非常強調，**所有疾病是因為毒素和氧化壓力增加所引起，唯一真正有效的療法是，在細胞層面加強抗氧化劑。**

心臟疾病凸顯根管治療牙齒的危險

大約距今十年前，我親眼目睹了另一個改變生命的事件，對我來說，這重塑了思考與行為，特別是對選擇的內科專科、研究熟練了這麼多年的——心臟病。

我那時剛剛成為 LivOn 實驗室的一名顧問，他們專門生產微脂粒包裹的營養品（Liposome-encapsulated nutrients），尤其是維生素 C，公司老闆和我聊到他自己冠狀動脈心臟病的親身經歷。僅僅四年之前，他初次確診為心臟疾病，向我描述的臨床症狀，我只能形容，這動脈粥狀硬化類型的冠狀動脈心臟病，發展之快令人難以置信。

這麼短的時間內，他已經經歷了**七次**心導管手術和裝支架手術，技術上都很成功，但是他的**冠狀動脈疾病，仍然在身體的其他動脈繼續肆虐。**

那時的我已經知道，根管治療牙齒對心臟疾病和心臟病發的影響，雖然當時還沒有對後來出的那本書做過多少研究——《阻止美國頭號殺手！發現維生素的缺乏是所有冠心病的源頭（暫譯）》（Stop America`s #1 Killer!Reversible Vitamin Deficiency Found to be Origin of ALL Coronary Heart Disease）【編審註】。不過，我已經確信，**做過根管治療的牙齒，是造成冠狀動脈粥狀硬化和心臟病發作的顯著危險因子。**

我的朋友有天打電話給我，感覺比平常鬱悶，開始訴說他最近經歷的**心絞痛**。我很能理解他的憂鬱，因為他做的那些心導管手術，似乎沒有任何臨床上長期的穩定效果。此外，他的營養補充方案有夠驚人，一點都不誇張，我從來沒有遇到有人吃這麼大量、這麼多樣的營養補充劑，都不知道吃下去後，他的胃還有沒有空間容納食物。

他那時甚至得每次吃下約九克的微脂粒維生素 C，吃的量幾乎是我所知道的，所有臨床治療使用量的極限。

我朋友在拉斯維加斯，我在丹佛，從法學院畢業又搬回科羅拉多斯普林斯。我馬上勸他飛過來找我，第二天上午就帶他去找我的牙醫，正確徹底地做各項齒科檢查。朋友並不知道自己嘴裡有幾顆根管治療的牙齒，但至少有一顆。

【編審註】

二度諾貝爾將得主，萊納斯・鮑林博士（Dr. Linus Pauling）曾言：「動脈粥狀硬化，是血管型的壞血病。」著有《長壽養生之道：細胞分子矯正之父 20 周年鉅獻》（How to live longer and feel better，中文版由博思智庫出版）。

他抵達後先吃點東西，然後在飯店度過一晚。當我第二天早上接他時，他正憂鬱的坐在大廳，甚至有點熱淚盈眶，因為**整晚心絞痛**，令他覺得去看牙醫也沒有意義。我說一定要去，然後設法讓他坐進我的車。

我的牙醫發現，**只有一顆根管治療的牙齒**，他立刻拔掉那顆牙，並清理牙槽中其他的感染骨頭。

對很多人來說，這聽起來可能很神奇，**我的朋友從此以後，連一次心絞痛都沒有發生過**。幾年之後，他剛好有機會做靜脈造影的心臟 CT 掃描，沒有症狀，而且他**許多早期血管造影的動脈狹窄，都已經沒有了**。

換句話說，拔掉那顆根管治療的牙齒之後，他就沒有胸痛和冠狀動脈變窄的現象，大大改善了早期的關鍵狹窄。對我來說，現在仍然很難釐清這個神奇的醫學經驗。

我朋友拔掉他唯一的根管治療牙齒，而治好心臟疾病的神奇經驗，導致我投身到我下一本書《阻止美國頭號殺手！》的大量研究，編寫這本書時的研究，包含大量關於心臟病的資料，過去我以為非常熟悉的疾病，事實上，我大錯特錯。

我的醫學訓練，雖然教會我在心絞痛或心臟病發作後，該做些什麼，但是當徹底的檢視所有曾學過的知識，我謙卑地意識到，我們對於心臟疾病的發病原因，以及為什麼有些人什麼壞習慣都沒有，卻仍然有冠狀動脈粥狀硬化的問題，所知甚少。

這就是本書和下本書《世紀萬靈丹（暫譯）》（Primal Panacea）的研究，終於使我意識到，**所有的疾病，都來自受氧化壓力影響破壞的細胞和組織病灶感染，比如說：根管治療牙齒內受感染的填充物，以及其他受感染的牙齒，肯定會透過擴散病原體及其毒素，到全身而增加氧化壓力**，對我而言是顯而易見的。

不管病原體和毒素停在哪裡，濃度最高的地方，會決定氧化壓力的增加程度，以及最終造成疾病的類別。整合這些研究後，最終事實就是：**根管治療死牙的存在，是心臟疾病的主要危險因子。**

因為這種死牙，源源不絕的釋放病原體和毒素到體內，就是冠狀動脈高壓動脈系統最先接觸到的。一旦在那裡生根，**病原體會迅速消耗掉所有維生素 C**，而且引發慢性炎症反應，直到病灶感染源被移除，問題才會解決。

病灶感染——充滿膿液的扁桃腺

我的健康基本上很良好，但多年來一直在關注的血液檢查報告中，C 反應蛋白（CRP）仍然呈現顯著升高，**CRP 是慢性發炎的重要指標，也是冠狀動脈心臟疾病和心臟病發作的重要風險因子。**

我對這數值感到不安，但不知道要如何將之降低，並解決體內任何可能導致炎症感染的重點。如果我解決不了，最終會成為另一個心臟病發作患者。當時，我甚至曾經每天靜脈注射 100 克的維生素 C 一週，然後複查，發現只降下來一點點，而且只維持相當短的時間。

2012 年 5 月 30 日，為了趕跑鄰居一隻攻擊我家迷你貴賓犬的惡犬。我感到呼吸急促和胸口悶痛，幾乎立即停在路上。我慢慢地、小心地走回房子裡坐下來。大約五分鐘後，症狀才全部解決。我想到幾個月前去山上健行時，就可能已有類似的症狀，但我自我否認並不以為意。可是因為身為心臟病專家，在無數病人身上見過相似的場景，發生這樣的症狀，實在是難以否認。

對我來說，壞消息是不可避免的。我有**一條（或多條）狹窄的冠狀動脈，現在正處於瀕臨栓塞的臨界點**，與那隻惡犬的

追逐幾乎讓我心臟病發作。在接下來的一週,我注射了很大量的維生素 C 點滴(每天 100 克或更多),和許多微脂粒的口服維生素 C,還在週末安排了扁桃腺切除手術。

扁桃腺切除手術?在 20 世紀 40 年代和 50 年代,**約瑟夫・伊索博士(Dr. Josef Issels)**寫下他治療末期癌症患者的經驗。他指出,癌末病患中有 **97%** 的人有根管治療的牙齒,或以其他方式感染的牙齒,而治療方案就是**拔掉**這些牙齒,**這對解決癌症和增加壽命很有效**。他還經常讓這些患者接受扁桃腺切除手術,即使那些扁桃腺看來都相當正常,並從未有感染病史。也許最有趣的是,**幾乎所有切除的扁桃腺,都有顯著持續感染和膿腫的證據**,即使是那些在例行性檢查顯示正常的都一樣。

因為伊索博士的經驗,我一直認為根管治療的牙齒會影響到扁桃腺,**尤其是在根管治療牙齒那一側的扁桃腺,會有難以估計的病原體和毒素。**

很多年輕人的扁桃腺都需要摘除,因為**扁桃腺發炎幾次後,便無法完全恢復正常**。看起來扁桃腺處理口腔感染的能力顯然非常有限,而且時常暴露在根管治療的死牙感染之下,免疫力很快會被壓垮。

事實上,基於伊索博士的研究結果,**根管治療的牙齒可以很快的將正常扁桃腺,從保護者的角色轉換成為感染源**。根管治療的死牙,要花多久時間將一顆扁桃腺變成一個垃圾場?很難說,一個月、一年?恐怕不超過這時間。

因為實在想不出好招術,我打給耳鼻喉科醫生,睜著眼睛說瞎話,告訴他說我厭倦了在過去的幾年裡有這麼多次的扁桃腺炎,而且既然扁桃腺「現在很安定」,那現在就是摘除掉的好時機囉。他同意了,因為我事先讀過了成年人扁桃腺切除手術的「符合條件」,而我確信我的「病史」,符合所有動手術需要的臨床條件。

　　手術前，耳鼻喉科醫生說**我的扁桃腺看起來完全正常**，只是有點兒大。手術完成從麻醉恢復後，他來做了一個快速的術後檢查。他說一切看起來都很好。我問他手術中是否有注意到什麼異狀。他回答：「既然你提到了，當我抓住左側扁桃腺開始要摘除時，**有一堆膿液跑出來，這相當令人印象深刻。**」

　　兩件事情要提一下：一、左側就是我**根管治療牙齒**的那一邊，儘管它已經**拔掉約 18 年了**。第二件事情是，我一輩子從未有過任何形式的扁桃腺炎。很明顯的，**根管會讓扁桃腺變爛**，而那個受影響的扁桃腺會繼續爛下去。我左邊的扁桃腺有 18 年的時間，可藉由非常良好的飲食習慣和補充品，來恢復正常功能，但是它就是做不到。

　　然而，我也嚴正聲明，我絕不會建議成年人作扁桃腺切除手術，除非在尋求所有其他醫療手段之後，都無法改善健康，仍有明顯跡象需要進行這一手術。因為，雖然我對摘除扁桃腺後很高興，尤其是知道它們充滿膿液，但是生活從來沒有更糟糕的體驗了。有點大男人主義的我，手術後沒有尋求任何人的幫助。事實上，在復原的同一時間，還繼續照顧我 90 歲的老母親。

　　雖然，**扁桃腺切除手術對成人來說，比孩子們更吃力**，不過我不知道這兩者會有何差異。至少對我來說，手術後的復原階段非常折磨人，至少持續一整個月，要花很長的時間才能從小小口的吞嚥恢復到正常飲食。第一週時，連喝水都難以想像的困難。正因為如此，身體的脫水狀況誇張到，會在半夜醒來，感覺嘴巴和喉嚨的黏膜都黏在一起，要非常努力才能讓它們再次分開，這大概是我忍受過最奇怪、也最不愉快的感覺。

　　手術後的第五天晚上，我半夜醒來，感覺做了奇怪的夢，醒來甚至都還有些幻覺，我失去了方向感。不知何故，在這種精神狀態中，還是能想到，我幾乎一整天都沒有小便了。對於一個平常每天至少要喝 2000cc 至 3000cc 水的人來說，至少要

排尿八次，這時就知道身體有點不對勁。

我非常想要回去睡覺，但很害怕以體液流失的狀況，可能不會再醒來。於是，強迫自己準備維生素 C 和蒸餾水點滴備用，打下去之幾個小時之後，只尿了一點點，在接下來四到五個小時又注射了兩袋點滴。我還是覺得很糟，不過再次尿了一些，而且至少現在覺得能夠活下去。

儘管有這樣的體驗，我知道扁桃腺切除手術對生命很有必要，或者更準確的說，可以避免胸痛發展成心臟病發。**我的健康在手術後**（那個又長又痛苦術後恢復期）**迅速改善**，化驗數據也都改善了。但是數字沒有正常化，C 反應蛋白持續升高，只是實質上並非如此。

大約六個月後，我有機會做靜脈注射造影劑的快速心臟 CAT 掃描，這是我的冠狀動脈第一次影像化。果然，在左冠狀動脈的前降支管，就是大多數人最重要的心臟動脈中間，有一個 40％到 50％狹窄的區域。

我認為，這狹窄區有七八成就是六個月前懷疑的關鍵區域。但是我知道，當大部分的毒性感染源從身體除去後，再加上定期攝取高劑量的抗氧化劑，動脈粥狀硬化通常會消退，有時甚至恢復到正常狀態。我的冠狀動脈鈣化分數，在心臟 CAT 掃描是 0，這表示，我的整體飲食、生活方式和補充品計劃都還不錯，只要能避免像根管治療牙齒的病灶感染，還有像扁桃腺那種繼發的慢性感染。

大約從 2013 年開始，就發現甲狀腺功能低下，以及雄性激素水平非常低。再一次，我自己的醫療問題引導研究，並且最終寫下關於性激素及甲狀腺功能重要性的報告，這是之前從來沒有正式寫過的。這兩個議題，在我最新的書籍《因鈣而死（暫譯）》（Death by Calcium）有廣泛討論。

我開始每天服用甲狀腺激素，此外，開始注射睾丸激素

每週兩次。這新的治療，經過幾個月後，使我的健康「躍升」到另一個層面，感覺精力充沛，一天只需要睡七到八小時。但它再次讓我知道，良好的健康會如何隨時間而緩慢且穩定的衰退，還有在特定的時間點，要發現明顯衰退是多麼的困難。

我對已經能消除身體各個重要的病灶感染相當滿意。然而 CRP 還沒有正常，使我一直在思考，到底錯過了什麼？

另一顆牙齒，確認感染危險

2014 年 1 月，另一個牙齒「事件」發生。我正在阿爾及利亞進行幾個有關維生素 C 的講座，而左上第二臼齒開始疼痛。這是**過去嚴重腐爛的牙齒**，做了好幾次補牙，大約六個月前最後一次蓋上牙冠。我服用了抗生素和止痛劑，並期待最好的結果，因為我害怕橫跨大西洋的航程上，會有越來越痛趨勢。

非常幸運的是，那顆牙齒穩定下來，大約一個星期後疼痛完全消失。我在比洛克西看了一位當地的牙醫，並在那裡生活了近五年，同時照顧我的母親。X 光片顯示沒有明顯感染的跡象，五個月後，我的牙齒又能正常的咀嚼。

然後牙齒開始又不對勁，這次不痛，也能正常咀嚼任何東西。不過，我知道有些地方仍然不對勁，有時在咀嚼時只有一點點痛，這樣一點都不正常，肯定不會是一個好兆頭。**我的 CRP 仍然不正常，身體健康的直覺再次告訴我，仍有另一個病灶感染亟待解決。**

反覆思考一個月後，腦海裡重溫對挽救健康和避免心臟病發作的所有努力，令我決定要拔掉那顆牙。我不會輕易的建議病患拔掉這種感染，或病變很不明顯的牙齒。然而這是我的身體、我的牙齒、我的健康，拔掉它，如果到頭來是一顆完全正常的牙齒，那麼這是自己的決定。於是，我飛到丹佛的牙醫那兒做手術。

　　我又照了 X 光片，這次看起來可能有感染。不過你要知道，**即使那顆牙齒 X 光片看來完全正常，我仍會拔掉**。因為不知道是這次的 X 光檢測品質比半年前的好，還是真正發現了新的東西。

　　當牙齒拔掉後，每個根尖都有膿腫，牙槽也有膿腫和感染。所有一切都經過精細的清創和清理，徹底刮除牙周韌帶，讓它們有最好的癒合和長滿新骨頭。我懷疑這顆牙齒多年前的腐壞，就已經發展到長期低程度的牙髓慢性感染，只是最近變得更加嚴重。

　　大約兩個月後（2014 年 7 月下旬），我又測了 CRP，**結果令我非常滿意**，數值為 2.02。（實驗室這個測試的正常範圍是 0.00 至 3.00）過去的一年半以來，這測試已檢查了七次，平均值為 4.94，非常高，非常不正常的 CRP，幾乎可以肯定這反映身體顯然有慢性炎症。

　　如今，感染的牙齒拔掉了，而 CRP 回到正常範內。對我來說，病灶感染的概念和它對整個身體的影響，都是不爭的事實，因為拔掉感染的牙齒，明顯讓我的 CRP 數值回復正常。慢性發炎始終與冠狀動脈心臟疾病有關，**而現在的我，因為心臟病發作的風險顯著降低，而感到十分愉快。**

The
Toxic Tooth

How a root canal
could be
making you
sick

chapter 9

根管治療的替代方案

一個健康的口腔，是要沒有蛀牙和牙周病的口腔。然而，即使是最好的家庭護理方案，有時蛀牙最終可能會發展成牙髓感染。此外，外力引起的牙齒損傷，可能是根管治療或拔牙的指標。那麼牙髓被感染，還有以拔牙取代根管治療時，什麼才是復原的最佳選項？

> 有幾個選項，可以幫助已經拔掉一顆或多顆根管治療牙齒的病人，或是甚至在根管治療前，就選擇拔掉受感染牙齒的患者。這些選項包括牙橋、全口或部分假牙（看情況）、植牙，或什麼都不補。

關於健康，你可以有最佳選擇

有幾個選項，可以幫助已經拔掉一顆或多顆根管治療牙齒的病人，或是甚至在根管治療前，就選擇拔掉受感染牙齒的患者。這些選項包括牙橋、全口或部分假牙（看情況）、植牙、或什麼都不補。什麼都不補，在很多情況下不是一個好選擇，但在失去最後面的臼齒而不影響咀嚼時，也許是最佳方案。

不言可喻的，**一個健康的口腔，是要沒有蛀牙和牙周病的口腔**。然而，即使是最好的家庭護理方案，有時蛀牙最終可能會發展成牙髓感染。此外，外力引起的牙齒損傷，可能是根管治療或拔牙的指標。那麼牙髓被感染，還有以拔牙取代根管治療時，什麼才是復原的最佳選項？

當被感染的牙拔除後，補缺的選項包括：

1、留著不補

2、活動式假牙（RPD）填補缺失的空間

3、用牙橋永久填補

4、植牙

但是，由於美國牙醫學會（ADA）已明確指出，根管治療的牙齒 100％ 安全，對全身健康無任何風險，患者可能會被引導而施作根管治療，而不是活動式假牙（RPD）、牙橋或植牙，考慮到 ADA 在根管治療的立場，他們的鼓勵是完全可

以理解的。

更為複雜的是，如果病人決定做**牙橋，而作為基牙的牙齒，其中一顆將被犧牲而失去活性時**（non-vital teeth），患者不得不選擇對基牙進行根管治療，或是為了拔掉這顆牙齒，而拆除整個牙橋。在付出相當大的代價固定牙橋之後，很多人就不願拆掉整個牙橋，就只是對一顆可能被根管治療「拯救」的牙齒存有希望，而面臨著要做新牙橋或是植牙的額外費用。所以治療的決定，對病人來說絕對不容易，尤其是考慮到所涉及的所有費用時。

要不要做根管治療，應該在完全了解所有相關風險和益處後，由病人自己決定。

由於所有的根管治療牙齒，將持續被感染，每個人容忍根管治療死牙的能力差異性很大，牙齒毒性程度也一樣。博伊德·海利博士的大規模研究發現，所有的根管治療死牙都具有毒性，而海利博士連續測試了 5,000 顆拔掉的根管治療牙齒，這些毒素會因為各種因素，影響人的健康，諸如遺傳、免疫力、抗氧化能力狀態、年齡，還有身體健康——當然還有未來不可知的健康狀況。

因此，最終的治療決定權，始終在於有被完全告知風險的病人自己。

現在，讓我們更詳細地討論，拔牙後空穴的治療方案。

▲什麼都不補

第一種選擇是什麼也不補。如果被拔掉的是**第二臼齒**，這也許是一個永久可接受的選項。大部分咀嚼都是從第一臼齒開始，所以從功能上來說，這第一臼齒很難被忽略的原因，留下第二臼齒空間不填補的唯一缺點，是對面的牙齒會持續傾倒。如果本來就不存在相對的牙齒，或是第一臼齒對面的牙齒有部分擋住，就不會造成相向牙齒的持續傾倒。

▲活動式假牙

如果要拔掉的是，除了第二臼齒或智齒以外的其它牙齒，而且因為外觀，更重要的是，要維持牙弓穩定和最佳咀嚼力兩個因素，侵入性最小的方案是活動式假牙（RPD）。

RPD 放置於牙齦上，並且鉤住旁邊剩餘的牙齒。RPD 是完全可拆卸的，因此很容易取出來做口腔清潔。

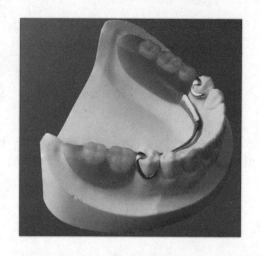

圖 9-1：一個下排五顆臼齒的活動式假牙，可拆卸下來清潔。

▲固定牙橋

更換缺失牙齒的另一個選項是：固定牙橋。

固定牙橋使用兩側牙齒（稱為基牙）來支持牙冠。基牙的牙冠，製作成一般牙冠一樣，然後形成一個單體，其中有填補空間的牙齒，以及連接到兩個鄰接基牙的牙冠，整個構造安裝後永久黏結。這個方式的主要缺點是，**基牙的牙冠有大量的自然牙齒結構必須磨除，有時可能導致牙髓組織死亡。**如果這兩個基牙已經有了非常大的空間，只是稍微變更自然牙體，那麼，做牙橋就是值得考慮的選項。

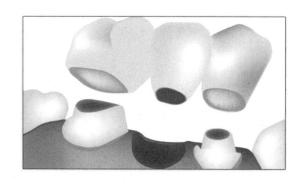

圖 9-2：

固定牙橋永久固定在兩側牙齒。基牙必須磨好，以適應牙冠。

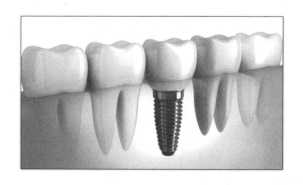

圖 9-3：外科手術在頷骨植入可以固定植牙的牙錨。

▲植牙

用植牙替代缺失的牙齒，是個非常容易預期、可靠的長期解決方案。過程一開始，要先在拔掉的位置，植入無菌的鈦金屬作為支撐。**植入物提供與天然牙齒或根管治療牙齒相同的支撐功能，而沒有根管治療牙齒細菌和毒素滲漏等，對健康產生的負面影響。**

健康良好的植牙，可以維持多年，不需要像牙橋需要相連牙齒的牙冠。視情況而定，植牙可以用來代替單一牙齒或作為基牙。

一般來說，**選擇植牙一向優於根管治療**，因為根管治療的牙齒，會比植牙造成更多的負面影響；而且，如果植牙做得好的話，對健康應該不會有明顯的負面影響。

要十分留意的是，某些植牙是拔牙後立刻植入，雖然有一部份的人，這樣做是沒問題的，還是建議除非新的健康骨頭長滿了牙穴，否則不要開始植牙。重要的癒合過程至少需要三個月。

除非是骨頭移植或擴增上頜竇，來創造更多的骨質體積，不然，植牙是一個相對無痛和簡單的選項。只要植入部位的骨頭，由物理檢查和 X 光片仔細評估，牙科醫生就能選擇適當的植入物尺寸。在牙齦組織切口以暴露骨頭的頂部，然後在頜骨上鑽洞，旋緊無菌的鈦合金製造物，當植入物放到與骨頭頂部平齊，牙齦組織縫合，接著將植入物維持在牙齦組織中三至六個月等待骨頭癒合，並且可以理想的鎖住植入物。

經過足夠的癒合時間後，開始復原，重新打開牙齦組織，將和植牙基台插入暴露的植體。此植入基台就和有牙冠的天然齒相同。此時牙冠的放置要和原本的天然牙齒完全一模一樣。

極為重要的是，**植體周圍的牙齦組織要保持得非常乾淨，因為牙齦組織不會將結締纖維組織長入植體，像天然牙齒能確實防止細菌到達下面的骨骼。**但是，如果此牙齦組織保持乾淨，無牙菌斑，它將可以保持植體周圍牢固密封，細菌就極不可能遷移到骨頭。

這本書的目的，不是抵制根管治療。我們的目標是陳述科學的研究，以邏輯解釋——引發有關根管治療牙齒安全性的進一步客觀公正的研究，讓患者自己做出最佳治療的決策。

chapter 10

根管治療施作知情同意事項

患者要盡可能全面性的了解，牙醫建議的手術和治療方案，才能做出明智的治療決定。與此同時，醫師不要向患者過度擔保手術的預期效益，並需要明確告知潛在負面影響以及長期的副作用。

> 知情同意書可以同時「保護」醫療人員和病人。患者需
> 要得到保護，免於不當的手術和療程的後果，醫療服務
> 者也需要免於病人的濫訟，最好的保護就是一切都記錄
> 下來。不僅含有談話和討論內容，也包含音聲語調等
> 等，這對於事情如何呈現或如何強調是很重要的事情。

牙科──正確的作業程序

　　患者要盡可能全面地了解，牙醫建議的手術和治療方案，
才能做出明智的治療決定。與此同時，醫師不要向患者過度擔
保手術的預期效益，並需要明確告知潛在負面影響以及長期的
副作用。醫師充分說明讓患者在治療前同意進行的過程，為
「知情同意書」。這是醫生和病人的一個協定程序，要有明確
詳述手術相關的內容、替代方案、手術風險和治療程序。[1]

　　這意味著，醫療、牙科手術或治療計劃，需要有這樣的
作業流程：

1、明確講解手術或治療計劃。

2、對病人的解說與理解要詮釋得當，在護理人員和患
　　者之間，進行有意義的對話是一定要的。家庭成員
　　的理解也很重要，可能對部分有認知障礙的病人尤
　　其重要。

3、完整解釋治療計劃與手術相關的任何可能風險，還
　　有公正科學的預期效益分析，包括列出所有可能產
　　生的併發症，及其發生的合理可能性，還有可能最
　　壞的結果，也應包含手術或治療計劃可達成的合理
　　目標。總之，醫療從業人員需具備與手術或治療計
　　劃相關的現代科學知識。

4、完整解釋可供採用的替代方案。

5、完整並明確的回應，病人對手術或治療計劃所提出的任何問題。

6、以書面形式，記錄上述的知情同意原則，最好有錄影或錄音。

許多知情同意書，在執行上並不符合上述標準。然而，有很多法律糾紛或是醫療失當的訴訟，是可以透過嚴格遵守這些標準來避免的。另外，**知情同意書可以同時「保護」醫療人員和病人**。患者需要得到保護，免於不當的手術和療程的後果，醫療服務者也需要免於病人的濫訟，這種濫訟通常會聲稱，他們從來沒有得到手術或治療的特定結果解說與建議。

最好的保護，就是一切都記錄下來。不僅含有談話和討論內容，也包含聲音語調等，這對於事情如何呈現或如何強調，是很重要的事情。這種記錄過去可能無法辦到，但是以今時今日的科技，詳實記錄並永久存儲變得簡單而且可行。

牙科手術也是醫療療程

通常牙科手術或療程前，都會填寫知情同意書，這些同意書通常會說：這些牙醫的建議，只限於短期口腔內發生的事情，這不應該再作為知情同意書的形式。當然，許多醫療手術和療程的知情同意書，在執行面也都相當糟糕。最大的區別是，接受任何類型醫療手術的患者，至少都有潛在的不良風險列表，幾乎總會包含老年人心臟病發的可能性。

如果患者因為牙痛去找牙醫，而牙醫推薦根管治療，病人還必須要知道在手術後幾月，或幾年後罹患冠狀動脈疾病的可能性會增加。

現有文獻已經確認兩者是相關的，任何沒有被告知這種

關聯性的牙科患者，如果其後心臟病發作的話，理論上要對牙醫提起醫療不當的訴訟。不過醫療不當的認定，是基於「當次」的標準。從法律上來說，醫療照護的標準是指社會平均水準，是謹慎的醫療服務者會一致遵守的水準。

所以，除非牙科專業承認這些系統性風險，不然牙醫沒有義務告知病人這些風險，病人仍然無法做出明智的決策。在照護標準變更前，這可能需要好幾個訴訟案，才能來促成一份真正的知情同意書的內容。

病人絕對有完整知情同意的權利，有關該療程的牙科和醫療併發症的可能結果。

所有牙科和醫療的療程，都有一定的風險。因此，一旦患者有被適當的告知所有風險，牙醫就有進行療程的權利，病人有接受療程的權利。無論如何，**病人對於可能的併發症，有完全知情與同意與否的絕對權利。**

就像醫學和牙科中的許多療程，有部分的根管治療牙齒會失敗，並且必須再處理。患者應該在決定是否進行根管治療之前，被告知這點，因為這可能會成為決定是否繼續根管治療，或以拔牙取而代之的原因。

不管大家是否有這樣的認知，一般醫學和牙科是分不開的。

有相當扎實的研究顯示，牙齒健康和整體健康之間的緊密關係。研究證實，在口腔中，尤其是牙齒和牙周所發生的問題，會在身體的其他部分產生深遠的影響，很多根管治療牙齒與疾病性健康風險相關的研究，都已經在其他國家發表了。即便如此，令人不安的是，許多一般的牙醫、牙髓病專科醫師和口腔外科的醫生，仍然無視，甚或對這些已知的證據矢口否認。

如果日後他們決定要拔掉那顆根管治療後的死牙，患者應該有改變主意，或拒絕一開始就做根管治療的權利。

　　應該是將牙科納入整體醫學的時候了。現在與未來，牙科都不會是一個只牽涉口腔局部專業的職業。許多牙科的病症、感染、和毒素，都會對患者的健康產生極大的負面影響。拒絕承認這些關係，將會繼續危害患者，而且增加牙醫永續執業的法律風險。

患者永遠應該有選擇的權利

　　即使根管治療後的牙齒感覺非常好——而常常是這樣——患者也有拔掉它的權利，如果他們做根管治療後，為了長期健康著想，決定要拔掉牙齒的話，**醫生也有拔掉它的義務**。正如患者在牙髓首次受感染時，有選擇根管或拔牙的權利，患者應當也有在日後改變主意的權利。

　　不幸的是，寫這本書的牙醫，那位知道根管治療的牙齒毒性，而且願意拔掉牙齒的牙醫，仍然受到牙科委員會的懲罰。當牙醫的行為，包括拔掉根管治療的牙齒，改善了患者的健康，應該受到讚揚才對。但是恰恰相反，那位牙醫因為拔掉根管治療的牙齒，而繼續面臨紀律處分。

　　直到現況改變前，讀過這本書後，再也不想要有任何根管治療牙齒在身體內毒害自己的讀者，需要保護所有願意幫他們拔牙的牙醫。因此，強烈建議那些想要拔掉根管治療牙齒的患者，要堅持聲明兩件事：

1、有牙齒/顎骨疼痛

2、不要「重做」或二度根管治療，而是要拔牙

　　這樣一來，患者才能要到得到他們想要的（實際上也有這權利），還有牙醫也能藉由患者書面形式的聲明獲得保障，聲明內容敘述之所以要求拔牙，是因為有慢性症狀，還有不想重做（二度）根管治療，而是想拔牙的特定請求。

　　此外，牙科醫生在清理前，照例應該從感染和壞死的部位取樣，**採集病原體樣本和微生物的培養**，記錄這些結果，並寫下明確的報告。患者和認真的牙醫，都必須採取能同時保護健康和執照的行動。

根管和心臟病發作

　　現在不斷積累的科學資料都清楚地表示，根管治療的牙齒對於全身健康，具有至少和**「牙周病」**一樣程度的負面影響^{【編審註】}，這關聯性仍然在主流醫學上被視為「不確定」，認為並無直接具體的研究證實——根管治療的牙齒和各種疾病的發病率、嚴重性的關聯。然而，根管治療的牙齒，和增加冠狀動脈心臟疾病的風險之間是有相關的。

　　因此，有根管治療的牙齒，而後心臟病發作或確認罹患冠狀動脈疾病的人（比如做過冠狀動脈造影），如果要對那些，沒有告知日後可能增加心臟病發作風險，就執行根管治療的牙醫師提告，現在聽起來有法律的依據了。

　　不幸的是，除非等到牙醫願意對這些療程的不良健康後果，並負法律責任，要將正確的根管治療牙齒的真相，傳達給大眾，可說是件不可能的事情。

　　我們希望，根管治療牙齒的毒性，和全身性疾病的關聯性，會很快的被牙科專業所接受，而不再需要醫療不當的訴訟。

【編審註】
根據充足的研究，目前主流醫學對於牙周病引起各種心血管及冠狀動脈等疾病的直接相關性，已經沒有爭議。

chapter 11

根管治療死牙感染 重症病例的療癒見證

身為醫療從業人員,他證明了我們
必須考慮整個身體,而不只是牙齒。
我很感激克拉茲醫生願意花時間聽
我講述、分析症狀,並做出正確的
決定,減輕我的痛苦,讓我可以繼
續正常生活。

> 本章見證，是代表根管治療後拔出來的牙齒有嚴重
> 感染的證據，並在拔牙後各種全身狀況顯著改善，
> 而且都有明確的病理報告。

根管死牙拔除的重症療癒案例

下列的見證，只是少數代表根管治療後，拔出來的牙齒有嚴重感染的證據，並在拔牙後，各種全身狀況顯著改善的個案，這些見證都有明確的病理報告。

無法治癒的頭痛

小時候的我，就已經在口腔左上側牙齒上，做了好幾個根管治療。1999 年初，開始**頭痛**，從左太陽穴輻射散佈到我的後腦勺、耳朵還有眼睛後面，疼痛來來去去，我只要能忍就忍。

我一直定期的去讓牙醫檢查和洗牙；在 1999 年的春天，一樣在左上側位置要做其他的根管治療。一系列的根管檢查下，疼痛加劇；我每四個小時，需要吃四顆布洛芬止痛藥來減輕疼痛，我用了更強烈的藥物，但不能服用麻醉劑，同時維持護士工作。

牙醫曾嘗試為我的痛苦作出精確診斷，但他表示這和牙齒無關。我陸續做了 MRI、看耳鼻喉醫生，還去看神經內科做了一次完整的檢驗，所有的調查結果皆無異常，**劇烈頭痛仍然是一個謎**。

我又回去看我的牙醫，還是不能夠做出明確的診斷，他建議我拔掉上次根管治療的牙齒。我花了四星期才能痊癒，因為牙槽上已經爛了一個洞，當時甚至在吃**維客汀**【編審註1】止痛

藥，並且仍然沒有從頭痛緩解。這種疼痛是我所經歷過最糟糕的；感覺就像牙齦上有一個洞通到臉上的神經。

最終，牙齦傷口癒合了，但頭痛還是持續，牙醫再次推薦疼痛科門診給我，因為他找不出牙齒上有什麼毛病。

我覺得已經走投無路，向婆婆訴說，她提到克拉茲醫生，說他是「整合牙科」執業醫生【編審註2】，她解釋：「當你有毛病時，他會考量整個身體狀況，不單單只是牙齒。」

因為沒有什麼好損失的，我立刻打給克拉茲醫生，並在電話中向他解釋了我的症狀，他立刻說：「這聽起來像是你的骨頭上有某種血液循環問題，還有拔牙的部位上，可能有殘留感染或死骨。馬上來看我。」

第二天，我就去見克拉茲醫生，幾分鐘之內，他做出一個明確的診斷：「你的疼痛是因為，在所有你做過的根管治療期間，使用的**奴佛卡因麻醉藥**（Novocaine）**與血管收縮劑**【編審註3】所造成的損害。此外，你所有的根管都有感染，我想拔掉受感染的牙齒，清除那邊的死骨和殘餘感染，痛苦將可以得到解決。」

【編審註1】
維克汀（Vicoding）知名毒品級的強效止痛藥物，與海洛英一樣具有高度成癮性。

【編審註2】
整合牙醫（integrative dentistry）係指生物牙醫，為整合自然（無毒）醫學與主流牙醫之意。

【編審註3】
牙醫慣用的，還包括腎上腺素等就局部麻醉與止血用，但也因此，部分患者會因局部缺血過久而造成組織壞死，尤其日後的骨壞死，最令人疼痛難忍。

做了這個手術的一兩天後，我的頭痛終於消失了。隨後，我做了牙橋，而再也沒有同樣的頭痛。

克拉茲醫生透過他的知識和智慧，真正拯救了我，讓我免於疼痛，和因為感染擴散到血液所造成的潛在死亡威脅。此外，身為醫療從業人員，他證明了**我們必須考慮整個身體，而不只是牙齒**。

大多數牙醫不涉及病人的病歷，大多數醫生也不會介入病人的牙科病歷。我很感激克拉茲醫生願意花時間聽我講述、分析症狀，並做出正確的決定，減輕我的痛苦，讓我可以繼續正常生活。他真是一個令人難以置信的好牙醫。

——— T.D., R.N., B.S.N., Mahopac, NY

▲案例說明

此案例的顯微病理分析樣本中，發現多核性白血球與嗜中性白血球（polymorphonuclear neutrophils，PMNs）包覆的灰、半透明異物小球、以及球菌的菌落。PMNs 是由免疫系統產生，來對抗炎症和感染的吞噬細胞，它們是膿液中最主要的細胞類別，也可在纖維血管壞死組織碎片的淋巴細胞中見到。這項研究結果，和有異物及細菌菌落的「亞急性骨髓炎 subacute osteomyelitis」，或稱「骨感染」一致。附錄 E 有患者的完整病理組織報告。

慢性關節炎的緩解

親愛的克拉茲醫生：

我實在不知要如何感謝你，再次幫我找回生命活力。

就如你知道的，我的膝蓋有穿支撐護膝，為了延後做膝關節置換手術，護膝的確對關節炎有一點點的緩解。

自從你拔掉我下排兩顆被感染的牙齒後，我再也不用穿著護膝，我可以打高爾夫球，走路毫不費力。總體而言，關節炎好了 85% 左右。

謝謝你，上帝保佑。—— M.D., New York

面部神經痛的緩解

親愛的克拉茲醫生：

今天是我的新生日，我有美好的每一天來想著自己是多麼的幸運，終於有第二次機會，享受所有美好的事物，我真的感到自己是被祝福的人。雖然你已經知道我的故事，但我仍會簡單扼要地再敘述一次。

一月時，我決定左下臼齒要做牙橋：那是我一生中最難過的一天。生活的每一層面，都因為而受到影響。**我忍受生命中最大的痛苦，連 20 小時的陣痛、分娩都比不上。**我的口腔因為重複的根管治療而麻木，有多次的失敗經驗，我經歷了短暫的臉部癱瘓和反覆感染，以及許多極不愉快的過程，沒有一個可以減輕我的痛苦。我能夠活下去的唯一理由，是因為非常支持我的朋友和家人。有多少個夜晚，我都不想去面對新的一天，**並開始能理解，為什麼人們要結束自己的生命。**

從我的嘴裡拔掉兩顆牙齒後不久，我就被神經內科確診有面顎神經痛，並且開立**鎮頑癲**（Neurontin）^{【編審註】}。痛苦只有略微緩解，但因為極度疲勞和健忘，而無法正常做事，最終疼痛變本加屬。

【編審註】

鎮頑癲（Neurontin）是一種強效抗癲癇與神經性疼痛鎮定劑，副作用為嗜睡、暈眩、倦怠、噁心、嘔吐，與腦神經系統損傷等。

做為最後的手段，我選擇了另一條路線——針灸。幸運的是，我的家庭護士和針灸師剛剛認識你，認為你可以幫助我。跟你交談後，很沮喪地聽到，我一直保有的根管治療牙齒，將不得不被拔除，還要仔細清理壞死的骨組織。在當時，我已無路可走，所以同意做手術。所有關於你的信息與專業性，都令人印象深刻，我毫無疑問地相信你真的能幫助我。

我對手術並非一點也不緊張，結果手術本身無痛，也沒有發生任何事情。你和麻醉醫師——格林斯潘醫生，都非常好相處。在你協助並教育那些曾因不當醫療，而受到折磨的病患時，我會是你行動上的支持者。

—— T.S., New Jersey

疼痛大減

克拉茲醫生於 2000 年 7 月 12 日，進行我三顆拔掉智齒區域的齒槽空穴清創手術（cavitational surgery）。

我被在賓州的牙醫介紹到克拉茲醫生那裡看診，因為超音波顯示，下顎左右兩側都有**相當深的空穴感染**【編審註】。此外，朋友最近讓克拉茲醫生做了相關的手術，強烈推薦我去見他。

手術前，我收到了一套完整的文件，包括完整病歷、手術要使用的技術，以及術前術後的協議。我很高興能充分了

【編審註】

齒槽空穴感染來自於，長期感染發炎的智齒被拔除後，牙醫並無進一步清除齒槽穴內周邊感染壞死組織，而縫合或牙齦肉長滿後，所留下來的持續性感染，空穴其實對身體的毒性與根管死牙如出一轍。

解自己，以及克拉茲醫生手術前能充分瞭解我的狀態。那套文件中還保證，會多加注意維護我的健康，防止進一步感染。

手術當天，我和丈夫有更多的時間與克拉茲醫生商討事宜。在聽取了各種故事和傳聞後，我有點擔心可能有神經損傷。克拉茲醫生透過展示別人的手術照片，解釋說較大的神經被髓鞘包裹，基本上沒有理由擔心會受傷。

我們還討論了以前右上角拔掉智齒的區域，雖然空穴（cavitat）測試顯示，這裡沒有問題，但是克拉茲醫生說，我的環口放的 X 光片（panorex x-ray）這一區有可能感染，他願意免費檢查這區域，我們一致認為這是應該做的明智之舉。

全身麻醉是由克拉茲醫生高度信任和尊重的麻醉師執行。手術麻醉過程，有點像一場美好的夢。在靜脈注入麻醉藥後，我開始感到困倦，在有意識前，幾乎沒有感覺，只聽到一個模糊的鑽洞的聲音。然後我知道的下一件事，就是手術完成了，真正持續大約三個小時而已。

克拉茲醫生似乎對手術結果很開心，即使他發現了相當大的齒槽空穴；他能夠成功地除去我下巴大部分的感染。而在右上頜骨，他也發現了大量的空穴感染，也就是在 X 光片中僅僅小部分顯示可能有問題的區域。我們非常高興做出檢查該區的決定。

術後復原非常快速順利。我本來預計麻醉失去作用後，需要止痛藥，但是出乎意料之外的，一點都不痛，我不需要任何止痛藥。手術後 13 天，我去當地的牙醫診所拆除縫線。他和他的助手似乎都很驚訝，因為我已經癒合得這麼好了。隨後的一個月，我還去了瑞士的一家診所，當醫生看著我的嘴時也驚呼：「做得太好了！」

—— C.H., Pennsylvania

充血性心臟衰竭

紐約阿蒙克的 L.M.，在 40 歲時心臟病發作，九年後第二次的心臟病發作，做了冠狀動脈繞道手術。當他62歲那年，來到我的辦公室時，有著**充血性心臟衰竭**，並等著心臟移植。我看到他有嚴重的牙周病，以及慢性牙髓感染，經過拔掉根管治療的死牙，和有效治療牙周病後，他的心臟情況大大好轉，不用等待心臟移植了。

頭痛和鼻竇充血

康乃狄克里奇菲爾德的 C.C. 中，有一位持續一年經常性頭痛的病患，左竇有**慢性鼻竇充血。他的牙醫和耳鼻喉科醫生，都找不到發病原因或發炎的病理特徵**【編審註】。拔掉了根管治療的牙齒後，他的頭痛鼻塞都立即緩解。

上述患者的顯微病理樣本分析發現，牙根的根尖部截面的根管，有很多的壞死碎片緊鄰兩個根尖管道的牙髓，還有慢性炎症細胞。判斷是根管治療後死牙的非化膿性牙髓炎壞死，以及根尖牙周肉芽腫的周圍骨質，有慢性非化膿性骨髓炎。附錄 E 有患者的完整病理組織報告。

聽力損失和鼻竇感染

致：喬治・曼寧（Dr. Geoge・E, Meining）博士，C/O 比昂出版社，2002 年 1 月 28 日，

【編審註】
通常指細菌、病毒、黴菌，或自體免疫等發炎的病理特徵。

親愛的曼寧博士：【編審註】

　　首先，我只是想謝謝你寫出如此警醒眾人的書《根管大黑幕（暫譯）》（Root Canal Cover-Up）。這真的讓我更加了解，不良健康和根管之間可能的關係。即使這悲慘之旅在10多年前，當我作第一個根管治療時就已經開始，但我要感謝最壞的時期已經過去。我拔掉全部三顆被感染的牙齒，現在都沒有根管死牙感染了。

【編審註】

美國牙髓炎症協會（American Association of Endodontists）（又稱根管治療專家協會）的創辦人之一、知名牙醫外科博士——喬治·曼寧（Dr. George E. Meinig），在長達30年的執業生涯退休後，致力於普萊斯博士生前著作的研究長達數年，他說：「這些年來，根管治療的材質和治療方式已經有大幅地提升，但是暗藏的問題卻仍然存在——細菌依然住在牙齒裡面。抗生素和殺菌劑無法消滅它們，沒有任何根管治療可以完全清除害菌。情況嚴重的壞齒，還是拔除比較安全，不要只是補好並蓋起來，這麼做會形成腐壞的溫床，將毒物和細菌密封在裡面，它們會在接下來的日子裡，進入你的血液與淋巴。」「所有有經驗的牙醫師都知道，X光片無法準確地顯示出牙齒內的感染，不然細菌培養與電子顯微的技術，就沒有存在的必要。」曼寧醫師說道：「將根管死牙拔除的牙醫師常會發現，牙根早已受到嚴重感染而化膿，就算表面上看起來並無異狀，患者也不曾感覺到疼痛。根管治療專家鮮少進行牙齒拔除，所以他們壓根不會注意到根管治療後的潛在危機。」

1993年喬治·曼寧博士出版了這些臨床觀察到的重要結論的著作《根管治療的黑幕》（Root Canal Cover-Up），該書大力呼籲根管治療潛在的重大危險，並為普萊斯醫師當年刻意被牙醫界掩蓋的研究結論事實從新翻案，這本書如今仍在亞馬遜書店可以購得。

從第一個根管治療後，引發嚴重的胃痛，持續好幾個月。我甚至因為胰腺炎住院，支付七天超過美金 $ 25,000 的住院費用，沒有任何專家找出任何致病原因。他們開藥緩解症狀，但都無法徹底解決。

當你閱讀我的病歷時，正如你所看到，我花了幾年的時間，最後才找到解脫。我希望身體可以從這些年來感染和滲漏的重金屬（汞）中完全恢復，現在我感覺好多了。

這就是我寫這封信的原因，真的要感謝你將羅伯特·克拉茲醫生介紹給我。他驍勇善戰，敢於冒險進入我的竇腔，清理出感染。他在手術當天告訴我，如果感染復發，是因為在我的上鼻竇區有繼發性感染，他無法深入那區。如果繼發性感染嚴重的話，耳鼻喉科醫生能夠輕鬆地，幫助我清除殘餘感染。但是沒有必要，克拉茲醫生已經將該區徹底清潔，感染沒有復發。

所以，再次感謝您的推薦、你的書，以及完整說出真相的正義感。

—— G.R.B., Rahway, NJ
CC：羅伯特·克拉茲醫生

以下病歷，是由 GRB 提供給克拉茲醫生。

我和我的牙醫（幫我做最後兩顆根管的醫生）討論的問題：

1、他承認，我嘴巴的（我自己在他插入吸出唾液的橡皮管時，可以聞到）惡臭，是由於根管死牙感染細菌。

2、然而，他拒絕相信是同樣的細菌，造成我的胃病。因此，他拒絕拔掉根管治療的死牙，叫我去找根管專家處理。

3、專家表示，根管的 X 光片看起來很不錯。但不能肯
　　定會不會引發其他身體的問題。他要我如果根管死
　　牙拔除，而症狀也改善的話，要通知他。

手術完成一週後，真是奇蹟！**鼻竇感染沒了**，一點殘留
都沒有。我感覺美妙極了。我的症狀終於消失，現在我的口
中沒有半顆根管死牙，

我左耳依然半聾，但相信這可作為一個警示，提醒根管
治療對人體健康有多麼危險。

The
Toxic Tooth

How a root canal
could be
making you
sick

chapter 12

根管治療之外的
隱藏性壞疽感染

齒槽空穴感染，是頜骨在拔牙後，
餘留的老舊孔洞或缺口。空穴中通
常包含毒素、骨髓炎及壞死骨質、
微生物和各種類型的組織碎片。

> 一旦有空洞，空穴就容易產生，將永遠不會自行癒
> 合。完整的外科清創是必需的，使新的健康骨頭填
> 補缺陷。空穴如果沒有經過手術清創，不管經過多
> 久，絕對不會對自行密合。

隱藏性壞疽：齒槽空穴感染

什麼是齒槽空穴感染？

雖然本章的標題似乎有點驚人，甚至是不可思議，但絲
毫不誇張。齒槽空穴感染是頜骨在拔牙後，餘留的老舊孔洞
或缺口。空穴中，通常包含**毒素、骨髓炎及壞死骨質、微生物**，
和各種類型的**組織碎片**。就組織病理學來說，空穴的內容物
和**濕性壞疽**（wet gangrene）有明顯的相似之處。

▲齒槽空穴感染是常見現象

事實上，齒槽空穴感染，在大多數曾經拔牙的人中很
常見；絕大多數的牙科患者，都有一個或多個齒槽空穴。
1996 年冬季，先進醫學期刊（the Journal of Advancement in
Medicine）首次提出空穴發生率的統計議題。

檢視可能有空穴的 112 例患者中，發現近 **90％**（313/
354）的**智齒拔除位置有空穴**。[1] 許多空穴並不是在最近才拔
的地方，通常情況下，是在幾年，甚至**幾十年前拔牙的地方**。
所有拔掉牙齒的地方，都可能發展成空穴，發生的機率會隨著
孔洞縮小，或是感染量減少而降低。但是**洞越大、感染越明
顯**，治療越有可能不完全，而且不一定會恢復健康。一旦有
空洞，空穴就容易產生，將永遠不會自行癒合。完整的外科
清創是必需的，使新的健康骨頭填補缺陷，**空穴如果沒有經
過手術清創，不管經過多久，絕對不會自行密合**。

▲為什麼會有空穴？

齒槽空穴發展的一個重要原因，是由於標準拔牙手術的本身。**典型的拔牙並不一定會清除牙周韌帶，可能讓通過齒槽骨皮質的血流量不夠，不足以啟動新的骨質形成。**【編審註】

牙槽的骨皮質，是可承受咀嚼力量的緻密層，牙齒在牙槽內是由牙周韌帶所支撐，牙周韌帶是位於牙槽上又薄又緻密的結締組織層，將牙齒錨定到皮質骨，而且可以作為減振器，以緩衝咀嚼的力道。

通常拔牙後，**牙周韌帶**依然附著於牙槽的皮質骨上。當拔掉牙齒，但是**保留牙周韌帶時，周圍皮質骨沒有接收到牙齒已經不在的生理訊息，身體不會啟動吸收牙周韌帶和皮質骨的機制，這樣新骨就不會生成。**結果，只有少量新骨，生長在拔牙位置頂部牙周韌帶盡頭的地方，通常會形成遮住頂部的薄蓋。

因為新骨和相關的血管叢都未能形成，細菌就會侵入到拔牙的地點，並留在齒槽空穴之內，在裡頭形成病灶感染，並且釋放相關的毒素。空穴周邊骨頭樣本的微生物分析，顯示同時具有慢性骨髓炎和骨壞死狀況。

牙醫要徹底清除牙槽上的牙周韌帶，如果是拔掉牙周疾病或根管治療的牙齒，最好完全去除皮質骨牙槽，以便露出健康有流血的髓骨。最起碼，**牙周韌帶應被清除，並且要鑽出大量通過皮質骨牙槽的穿孔，以便引導血液。**

這個增加的血流，將增進**破骨細胞**（Osteoblast cells）完全分解再吸收，讓牙槽內成骨細胞開始**形成新骨**。牙槽皮質

【編審註】

此為十一章所提到齒科手術時，所使用的血管收縮劑。

骨再吸收如果失敗，將會在 X 光片上產生所謂層流雨（laminar rain）的現象。

從歷史觀點看齒槽空穴感染

雖然目前為止，**現代牙科還不認為齒槽空穴是具有毒性的**，實際上，早在 1915 年牙科先鋒——布萊克（Dr. Black）醫生，就曾經提過這個概念。

布萊克醫生不是聲稱他發現了一個「空穴」，而是非常準確地描述其病理和大致外觀，如現代所知一樣。

布萊克醫生認為，**骨壞死是典型的空穴病變**，並是常常是在老舊拔牙地點，發現鏤空區域的發展性因素，骨頭逐漸死亡產生區域掏空，直到最後變成一個實際的孔洞。

布萊克醫生稱這個過程為「**慢性骨炎**」（chronic osteitis），儘管他並不是完全理解，何以如此大量的內部骨質破壞，卻沒有發生發炎和腫脹等，這種明顯的外在形態。他還指出，病人通常沒有典型的急性症狀，如發燒。儘管布萊克醫生意識到，雖然沒有這樣的典型的炎症、感染相關跡象，可是有一些症狀，就這樣從醫療標準和牙科知識面前溜過，他還是認知到有這些病變的存在，並主張應該要徹底清創。

目前，已知某些致病微生物，如黴漿菌，沒有一般血液測試或臨床上，可以看到的典型感染跡象和症狀。這些「沉默」的感染，經常在最初標準實驗室的測試無法發現，但爾後可以引起多種慢性疾病。

即使當這種疾病已經被確認，但是它潛伏隱藏感染的可能性，很少被視為致病的原因。同樣地，**齒槽空穴也是標準身體血液檢查，未能發現的慢性感染和毒性病變，但是在引發並造成慢性疾病上，卻有實質的影響**，特別是當骨頭壞死後，

又繼續感染到原位的健康骨頭時。

布萊克醫生以他的手術方法**對空穴清創**時,他指出,通常**探針很容易進入在舊有拔牙部位的骨質薄帽,然後去除所有的內容物、軟組織、壞死的骨頭,直到露出堅硬的骨質邊緣。**

儘管布萊克醫生,這位先驅在今日仍被牙醫師所推崇(他被稱為「牙科手術之父」),他的空穴的調查結果,卻從未被納入當代牙科的思維或牙科教學。如此忽略是有意還是無意,我們無從得知,姑且不論這個疏失,其他鑑識出空穴的牙科著作,在 20 世紀 70 年代再次出現。

這些著作,大部分將空穴與未診斷出的**顏面疼痛症候群**連結在一起,文獻開始談論「**NICO**」(neuralgia-inducing cavitational osteonecrosis),就是空穴感染骨壞死誘發之神經痛。神經痛是指,跟著一個或多個神經通路延伸的疼痛,有三叉神經痛等非典型面部神經痛的患者,經常發現舊有的拔牙部位有空穴。空穴進行適當的清創後,許多患者都會緩解痛苦。

科學文獻還將齒槽空穴標示其他幾種名字,除了 NICO,也被稱為 Ratner、Roberts,或觸發點(trigger point)**骨腔空穴**,以及**齒槽空穴骨病變**(Alveolar Cavitational)。不管是什麼名稱,實質上都一樣,不過臨床上患者後續所採取的治療方式,會導致結果的大不相同。

如何診斷空穴?

有時齒槽空穴感染,或者甚至根管治療的死牙,會**轉移**導致頭部等身體其它部位疼痛,如肩、髖,或膝蓋等。

根管治療的死牙,可以與空穴有相同的後遺症,因為在一個剛拔掉根管治療死牙的牙槽中,發現的組織標本,有和

空穴感染有相類似的毒素、細菌，和骨壞死的證據，還有與慢性骨髓炎的形成，也有著相似的特性。事實上，幾乎身體的任何部位，都可能出現從空穴或根管治療牙齒，所造成的轉移性疼痛。

上面已經提到過，因齒槽空穴造成面部神經痛，稱為NICO 症候群，有時 NICO 也可以引起身體遠處的轉移痛，就像心臟病發作，經常導致下顎和左手臂的轉移痛一樣，齒槽空穴也會引起轉移痛。

但是有一點非常重要的是，大部分的狀況下，轉移疼痛點與空穴，和根管治療的死牙，是沒有相連在一起的。

此外，當身體某處有遠距的轉移痛發生時，齒槽空穴本身的所在地，經常仍然無感。這種轉移痛，只能在空穴以手術清創或拔掉根管死牙，且正確清創後，才會解決。

有一種診斷測試，可以確定痛感區和空穴的關聯性，透過注射非血管收縮麻醉劑到空穴部位附近，如果轉移疼痛消失，或局部麻醉劑注射後半衰期極短，那麼齒槽空穴就有可能是轉移痛的源頭。

但是，當局部麻醉注射到空穴附近後，轉移痛沒消失，也不一定代表空穴就不是轉移痛的來源。比如，像供應到骨頭的血液量不足，還有施打麻醉劑的位置不洽當等，也是可能的因素。手術治療可能會產生積極的效果，但疼痛也許還會持續。懷疑有轉移痛時，一定要先試著確認診斷。

然而，所有疑似齒槽空穴位置都應該調查，如果可能的話，都要適當地清創，無論有沒有相關症狀，因為我們總是希望，能盡可能的清理體內壞死和感染組織。無症狀空穴，總是會發展成更大的、更嚴重的空穴。

如前面所述，要強調的是，只有很小比例的齒槽空穴，

會有原部位疼痛或轉移痛。並不代表這些齒槽空穴無毒，或是沒有對身體其他部位產生破壞。博伊德・海利博士發明毒性試驗，發現迄今為止，所有患者的齒槽空穴樣本都被測試出毒性，其中大部分證明是劇毒。他連續對 5000 多顆拔掉的根管治療牙齒做同樣測試，也有類似的毒素（見第三章）。

這些毒素對人體的影響取決於許多因素，包括遺傳體質、免疫系統功能，還有毒性接觸到身體其他部位的程度。

根管治療的死牙可能會傳播毒素到全身，對健康有極大的負面影響，而單一的小空穴，可能沒有任何實質性的臨床影響。相對地，多個大型的齒槽空穴，就可能造成各種老年慢性退化性疾病。我們的底線是，所有的齒槽空穴都應該徹底清創，除非一些獨特的臨床情況，和個人的風險因素考量。

X 光技術無法找出全部的問題

最常用於診斷齒槽空穴的診斷工具，是牙科用的環口全像式 X 光。

這種大型的 X 光照射，會包括上頜、下頜、牙齒和鼻竇，有時也可以照出比較小的根尖牙周，或頜骨的小區域，用以取得特定區域的放大圖。儘管從這種 X 光片可以看出許多病變，但要顯示初期的骨壞死，或空穴形成的骨頭區域，還是辦不到。這些病變，常常不會顯示在 X 射光片上，要等到骨密度降低，到相對於鄰近正常骨的 50％才看得到。

這是由於骨的結構特性，疊加在外骨覆蓋物之間的多孔物質黑長緊密所致。請記住，X 光片是一個 3D 的物體平面影像。

這些病變在 X 光片上可能有各種型態，有一種是可見的**黑影**，表示出現比正常還大的孔洞或空間。

當以手術檢查有無齒槽空穴時，常會穿過骨上覆蓋的薄

蓋。圍繞這些孔洞的骨組織，會有**局部缺血**的傾向，使骨頭未能完全癒合。因為血液供應逐漸減少，孔洞本身可能只有很薄，僅僅覆蓋過牙齦（牙齦組織）的薄層，甚至沒有。

即使 X 光是最常用於發現齒槽空穴的工具，但是 X 光通常不是最佳選擇。X 光常常無法看到空穴，除非是經驗豐富，而且有診斷空穴背景知識的口腔外科醫生。

因為空穴在 X 光片中的影像，都長得不一樣，因此齒槽空穴被稱為「**隱形骨髓炎**」。實際上，這表示在 X 光片看不到空穴，並不代表空穴不存在。換句話說，X 光片的正確用途，是確認空穴的存在，從另一角度來看，看起來正常的 X 光片，齒槽空穴也可能存在。一些非常了解空穴的牙醫堅定的認為，外觀正常的口腔環口 X 光片，肯定沒有空穴，但是這種方法，永遠無法百分之百找出空穴，利用3D的 X 光成像，能提高空穴的診斷率。

齒槽空穴的外觀特點

齒槽空穴內容物的呈現非常多元，有時，空穴由非常柔軟、含有脂肪球的骨頭組成，整體看起來像油膩膩的雞湯，內容物看起來像鋸屑狀；有時看起來像融化的巧克力冰淇淋，顏色包括綠色、黃綠色，或柏油狀的黑色；有時，內容物甚至看不清楚，範圍從類似奶酪的一團，到像鼻涕的液體；有時會有獨特的臭味，可能聞起來像「臭雞蛋」，那是**慢性厭氧細菌生長，以及毒素釋放後分解組織和死亡的氣味。**

有趣的是，牙科醫生有時會懷念這味道，不過患者可不會。

每個病人的齒槽空穴在顎骨內的發展程度，都可能顯著不同，視一些局部和全身因素而定。比如，過去布萊克醫生描述的骨組織細胞逐漸壞死，可能在很大程度上起於燎原的星星之火，也可能在相對較小的空穴形成後，就完全不管它

直到形成骨壞死。

正因如此，在顎骨內的空穴，實際的型態十分不一。它們可能非常集中，幾乎無法分辨緊鄰的無壞死疏鬆骨質中的「正常」孔洞。它們也可能相當大，長度超過一公分以上，形成放射手指的形狀，也可能整個空穴呈現類似「變形蟲」一樣，沒有定形外觀，有時很圓，有時又是鋸齒狀非常的不規則。偶爾，空穴的邊界會鈣化到某一程度，這樣的空穴就比較容易顯示在 X 光片上。

當一個病人連續拔牙，或全口無牙齒時，很常見到空穴延伸到一定程度，形成互連。當感染進展到如此地步時，有些病人得全口拔牙，因為實際上在整個顎骨內，大量毒素可能已經透過管狀通道，貫穿整個顎骨，這被稱為「空穴隧道」（channel cavitation）。這也是為什麼，**很多已經幾乎沒有牙齒的患者，和有很多剩餘死牙的患者相比，兩者毒性物質的量居然差不多。**

許多缺齒患者的免疫細胞，每天都要處理由廣泛的空穴感染，而來的大量毒素。

齒槽空穴發展的危險因子

1、**雙磷酸鹽**（Bisphosphonates）【編審註】：藥物運用在骨質流失和骨質疏鬆症的治療上。

這些藥物抑制骨頭吸收破骨細胞，通常，骨頭不斷透過

【編審註】

最常見的雙磷酸鹽藥物為更年期婦女常用的福善美（Fosamax），其中長效型最為讓牙醫頭痛，經常造成植牙預後不佳的客訴風險。

破骨細胞被分解再吸收，然後**造骨細胞**形成新的骨頭。當骨質吸收與骨質產生失衡，骨質分解吸收比骨質製造形成更多時，骨頭將變得較鬆，最終結果是骨質疏鬆症。

雙膦酸鹽會改變破骨細胞功能，顯著減緩骨質吸收。不幸的是，**我們需要骨質分解再吸收，來除去殘留牙槽骨才能正確癒合，並讓新的牙髓骨可以被填補，雙磷酸鹽會明顯增加齒槽空穴形成的可能性。**

2、**凝血失調**：容易血栓的人會更容易產生空穴現象，因為血液流向拔牙地點可能會受到阻礙（見附錄 C）。

3、**局部麻醉中的血管收縮劑**（Vasoconstrictors）：牙醫經常使用採用血管收縮劑作為麻醉劑。比如腎上腺素的機制（epinephrine）可使血管收縮。它們被用來延長局部麻醉區域的麻醉時間，還可以減少出血，如果血液供應到已經被血栓、感染、先前的創傷等諸多因素損壞的骨頭，**使用含有血管收縮劑的局部麻醉劑，可能導致骨頭缺血而引起細胞死亡，造成骨壞死。**

此外，直接加壓注射局部麻醉劑到骨頭，不應該用在像牙周韌帶注射，或骨內注射的情況下。在骨內注射所引起的高壓，迫使微血管床（capillary bed）收縮，容易導致局部缺血，而包含血管收縮劑的局部麻醉劑，只會讓情形雪上加霜。

▲不當的空穴治療方式：昂貴的「Sanum 療法」

目前，治療齒槽空穴最有效的方法，是用手術完全清除壞死並具有毒素的骨頭。附錄 D，詳細介紹了「拔除根管治療牙齒手術以及齒槽空穴手術的術前協議書」，完整的協議書包括要採取的方法，以幫助病人長出新的健康的骨骼，最終將會儘可能的填滿空穴。

太多的牙科醫生主張，注射不同的物質進入空穴或根管

死牙內，希望可以不用手術來解決感染問題。有種已經使用於注射填補空穴，和體內其他地方的物質，叫作 Sanum。牙醫使用 Sanum 算是一種**同類療法**（homeopathic），希望藉由改變空穴或根管死牙內的**菌叢生態**，而企圖「解救」死牙感染。

然而，Sanum 也含有體內常會發現的「**非致病性**」微生物，正如我們前面所討論的，**空穴和根管治療的牙齒，會發展出難以置信的毒素，是因為當正常的非致病性微生物口腔細菌，被截留在顎骨的患病區域中時，缺氧的環境使它們產生嬗變**【編審註】。

所有臨床醫生**要避免**的就是，**注射任何含有微生物的物質，進入齒槽空穴、根管治療牙齒的周邊、或幾乎沒有氧氣和血液供應的任何區域**，這就好比火上加油，注入一些東西到齒槽空穴中，並期待癒合，這個方法被證明是最無效，且最愚蠢的方法。因為一旦組織死亡，它就是已經死亡了。

即使 Sanum 能夠提高口腔和身體的「**能量動態**」（energy dynamics），身體不會自己清理沒有血液供應，又這麼大面積的骨壞死和骨髓炎，將新的微生物放到齒槽空穴中，可能導致這個空穴刺激長大，使得原本可能已經固定的區域又擴大。

此外，即使 Sanum 沒有造成部分患者空穴惡化，患者失去的是寶貴的時間和金錢。諷刺的是，**Sanum 相當昂貴，而用它們來治療空穴，卻只會導致病情更重更久，可能也會導致該患者失去希望**。

治療空穴的外科建議，應該引用已被採用的手術原則。

【編審註】

嬗變（Transmutation），在此指由無害菌轉變為致命的厭氧菌。

手術過程的每個方面，都應該依據完善的科學研究記錄，以促進療效。為此，要花上大量的時間和精力，去研究手術過程的每一個環節，從診斷這些空穴病灶，到手術閉合部位的縫合線類型都要寫明。

這並不是說這本書中提出的協議不能加以改進，事實上，隨著新技術和新的可用研究，這些治療程序，無疑地將不斷更新和修改，以符合新的發現。

但是，目前這種協議是相當有效的，它已被證明能成功解決齒槽空穴問題。關於齒槽空穴的病理資料，請上 www.maxillofacialcenter.com 查閱，同時請參閱附錄 B，還有附錄 C。

◉ 附錄

附錄 A ＊關於威斯頓・普萊斯的貢獻

美國牙醫學會（ADA）在詆毀他之前曾經如此讚揚威斯頓・普萊斯……。

因為多年來在牙醫領域從不懈怠的服務，威斯頓・普萊斯醫師（Weston A. Price，1870-1948）贏得同行、同事和患者深深的敬佩，甚至在美國牙醫學會（ADA）中的朋友，也對他高度讚揚。

只是在他生命的最後，幾個研究人員開始攻擊他所建立的「根管治療牙齒和全身性疾病之間的關聯性」觀念。等到他真正去世，美國牙醫學會（ADA）認知到他的研究意義，為了要保護根管治療產業，他們發動了一場戰爭，抹黑普萊斯的寶貴貢獻。

有出版商為普萊斯醫生出版了一本身後傳記：《齒科感染，口腔和系統》（Dental Infections, Oral and Systemic），由美國牙醫學會（ADA）俄亥俄州分會在 1941 年五月再版，向普萊斯醫生致敬。以下是傳記裡，對普萊斯的讚許：

威斯頓・普萊斯在家鄉加拿大接受牙醫訓練，然後進入密西根大學，於 1893 年取得 DDS。1900 年，發表了以電力將麻醉劑注入組織的技術，還有將 X 光應用在牙科，和蠟模、鑄造金的廣泛運用。他針對黃金與合金在加熱冷卻過程中的物理特性，有著劃時代的作法，這可能是激發他創立──美國第一個牙科研究機構的原因。

儘管無給職普萊斯醫生每天投入一半以上時間，在全國牙科協會研究機構中，且持續超過 14 年，而且還是無給職。他在這段時間所進行的大量研究（涉及成千上萬的病人和兔子），使得他以演講者和國際出版者的身分，享有盛名。他

生前有超過 220 篇論文和 3 本主要書籍，大部分的基礎都是在這個研究機構發現並建立。

研究機構期間，普萊斯醫生發表了 25 篇有關「根管填補的牙齒對全身性疾病影響」的文章。後來，他做了濃縮版本，發表在兩家頂尖出版社── 700 頁《口腔和全身系統的感染》（Dental Infections, Oral and Systemic），以及 400 多頁的《口腔感染和退化性疾病》（Dental Infections and the Degenerative Diseases）。

普萊斯醫生很快的受到醫學界、牙醫界，和群眾的尊重，並且被當作模範，他對牙科藝術和科學的傑出貢獻，也榮獲了美國牙科協會、美國牙醫學會和俄亥俄州鄉親的讚揚。俄亥俄州頒給普萊斯貢獻獎上的「頌詞」，上面這麼寫著：

為表彰⋯⋯

他不屈不撓的精神

還有熱心

以及開朗的性格

和從不知疲倦的能量

他無數的文章奠定了對醫療文獻、對牙醫文獻的貢獻

還有對大眾醫療的貢獻

以及許多生動又有啟發性的電台訪問

對我們專業的實質貢獻

對實踐技術的驚人貢獻

對牙科手術治療的貢獻

他對飲食的啟示

他對我們所需材料的物理性質研究

他對感染病灶的研究和對於齲齒研究主題永不懈怠。

1941 年 5 月，克里夫蘭牙科協會（Cleveland Dental Society）特別將「春季診所會議的榮譽」獻給威斯頓 A. 普萊斯，表彰他的傑出服務。

這段頌詞，由 27 位前主席和現任主席所簽署，最特別的意義，在於它清楚地表明，牙科界為普萊斯醫生讚揚的程度。只是當美國牙醫學會最終意識到普萊斯醫生的精確研究，將嚴重威脅到根管治療產業的高接受度時，他們就將這位牙科先鋒打成異端者。

附錄 B ＊清創出的壞死組織

清創出的壞死組織

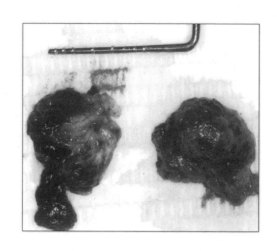

圖 B-1：從後部顎骨（下顎）中除去嚴重感染的組織。

（圖片：羅伯特・克拉茲）

　　該區域的全景 X 光片，顯示出和第 199 頁 X 光片相似的外觀。雖然齒槽空穴有時是一個空洞，但其實齒槽空穴也可以包含纖維和發炎組織。患者面部疼痛長達 9 年，但她的牙醫卻說：「下顎都沒有問題。」清創手術後見圖 B-1，這名病人就不再感到疼痛了。

典型的齒槽空穴感染

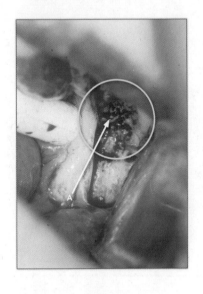

圖 B-2：
這張照片描繪了後下顎骨齒槽空穴中，黑色柏油狀的組織（A），那不是健康的骨骼癒合狀況。箭頭所指的下顎骨剖面照片，顯示了上述病理感染現象，可能在整個顎骨蔓延。

（圖片：羅伯特‧克拉茲）

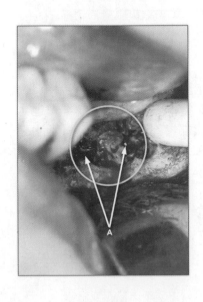

圖 B-3：
這張照片描繪了後下顎骨齒槽空穴中，黑色柏油狀的組織（A），那不是健康的骨骼癒合狀況。箭頭所指的下顎骨剖面照片，顯示了上述病理感染現象，可能在整個顎骨蔓延。

（圖片：羅伯特‧克拉茲）

X 光片檢視不出的骨壞死

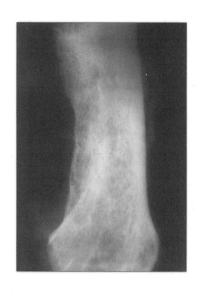

圖 B-4：
這是下顎骨完全正常時的 X
光片。如上述討論，2D 的 X
光片顯示即使在髓骨處，病
理完全正常。這是因為髓骨
大約需要少掉 50％的鈣，才
能顯示在 2D 的 X 光片上。
（圖片：JE Bouquot）

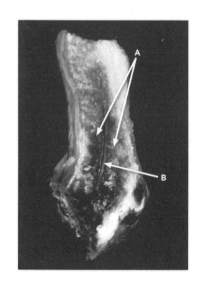

圖 B-5：
這是（圖 B-4）中 2D 的 X
光片內相同顎骨的剖面。注
意骨壞死（A）的患部，在
B-4 的透視圖中完全見不到。
（B）指向神經血管束。
（圖片：JE Bouquot）

引起嚴重顏面疼痛的齒部慢性骨髓炎

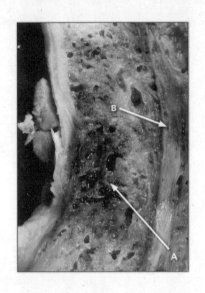

圖 B-6：

箭頭指的是一個下顎骨剖面（從前到後）的照片。患者有嚴重的顏面疼痛問題，涉及下顎（A）很大的一部分，包括神經血管束（B）缺血性壞死和慢性骨髓炎。任何感染或毒素，可以輕易的藉由通過患部骨頭的大血管，流往全身。

（圖片：JE Bouquot）

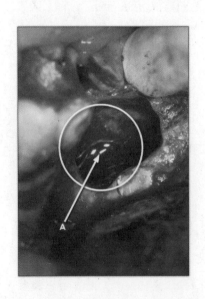

圖 B-7：

下部智齒區域的齒槽空穴照片。在該區沒有看到實體骨頭，而在齒槽空穴的底部，可以看到下牙槽神經血管束（主要神經和血管）。

（圖片：JE Bouquot）

好牙 V.S 感染死牙

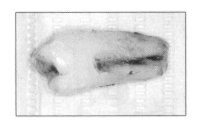

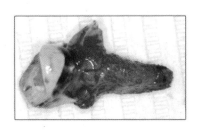

圖 B-8：
左邊牙齒是因為長歪而拔掉
的健康前臼齒。請注意健康
的顏色，而且其根管周圍沒
有發炎組織。
（圖片：羅伯特·克拉茲）

圖 B-9：
右邊牙齒是根尖變黑的根管
治療牙齒。牙齒頂點周邊的
顎骨，也呈現黑色糊狀，經
診斷是慢性骨髓炎，而且有
兩種厭氧菌的培養呈現陽性。
（圖片：羅伯特·克拉茲）

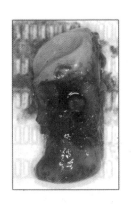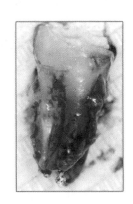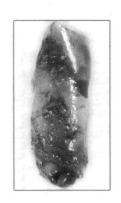

圖 B-10：
這裡有三顆根管治療的牙齒，注意到變色和附著到牙根的發炎組
織。這些牙根在顎骨上，細菌和外毒素可以輕易地遷移到體內。
比較圖 B-8 的非感染牙齒。
（圖片：羅伯特·克拉茲）

令人難以忘懷的死亡氣息

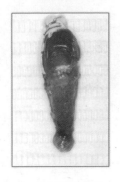

圖 B-11：
左邊的牙齒，是我曾經拔掉過的氣味最嚴重的根管治療牙齒。注意整個牙根嚴重暗黑變色，還有那顆感染牙根端部的球（即感染所產生的肉芽組織增生）。
（圖片：羅伯特・克拉茲）

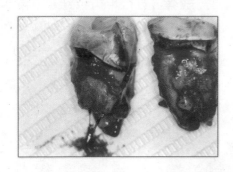

圖 B-12：
兩顆根管治療的牙齒。注意牙根周圍這些大量的紅色發炎組織，還有從破碎牙根延伸出來的汞銀填充材料。銀根管填充物無法符合根管空間形狀，不如根管充填牙膠。雖然不是經常被使用，我們還是想知道，有多少根管治療牙齒，是用這種類型的根管充填物，造成這些牙齒具有強烈毒性。
（圖片：羅伯特・克拉茲）

嚴重難忍疼痛的根源──NICO

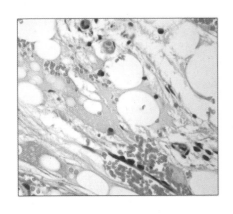

圖 B-13：
NICO 病變空穴感染骨壞死誘發之神經痛中的骨髓積水（Bone marrow edema）。診斷的特徵是瀰漫性的粉紅色、濃厚的「漿液性滲出物」（plasmostasis，也叫作血漿滯留），還有鬆散、嵌入式的脂肪細胞（在照片中大的橢圓形白色/透明空格）；這是富含蛋白質的液體，被骨髓血管增加的壓力所推出來。未聚集或滲出的紅血球，是局部病灶微梗塞的出血。超過 72％的 NICO 患者中，有一個或多個有遺傳性血栓體質，也就是血液凝結形成血塊的風險增加。

（圖片：JE Bouquot）

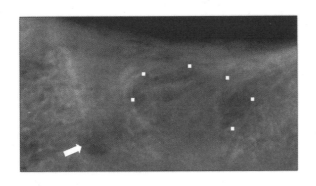

圖 B-14：
白點描繪出骨頭上一個完整空洞區域的輪廓，就是缺血骨的齒槽空穴，是一個左下顎原發性疼痛的患者。箭頭指向的是頦孔位置，其上是一個倒三角形的殘餘牙槽。牙槽上的牙槽骨已經沒了，被一根粗纖維疤痕組織代替；上覆黏膜外觀正常。（圖片：JE Bouquot）

嚴重難忍疼痛的根源——NICO

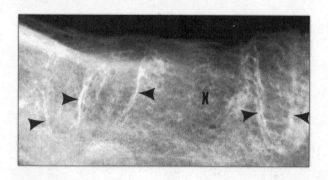

圖 B-15：

X 的位置是骨中空洞（齒槽空穴），箭頭指向位置是骨質未能再吸收的剩餘牙槽窩。正常癒合是一種發生在拔牙後，空間內牙槽的再吸收，和新骨沉積的過程。

（圖片：JE Bouquot）

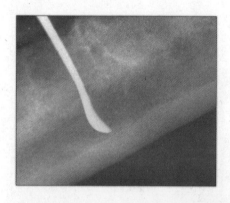

圖 B-16：

一些圓潤和部分修飾過的殘留牙槽，在拔牙後，還讓患者持續疼痛了 3 年。在臼齒區上的牙槽骨已經掏空，被較薄還有部分穿孔的纖維組織所取代。纖維組織下面的是骨空隙，即缺血性骨齒槽空穴。白色物體是照 X 光前，已經放在齒槽空穴前的刮匙。

（圖片：JE Bouquot）

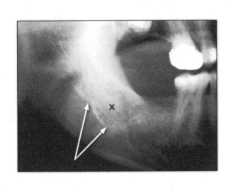

嚴重難忍疼痛的根源——NICO

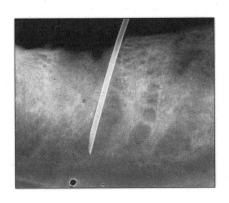

圖 B-17：
在右下顎臼齒區可見多個齒槽空穴，即使是線性方塊堆疊模式依然存在（上右），在第一臼齒根部之間，仍有一點重塑。第二臼齒位置沒有覆蓋骨頭，而是變色的纖維組織。外科醫生將針刺穿纖維組織，確實的陷入一個空隙或缺血性骨空穴的下方。牙齒幾十年前就已經被拔掉，患者在該部位仍不斷有「原發性」疼痛。
（圖片：JE Bouquot）

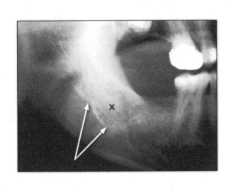

圖 B-18：
髓內纖維疤痕。右下顎第三臼齒的分支區域，有個很大的雙葉狀，稍微透亮的病變區，其邊緣有很多硬化。外科手術時，在該區域發現充滿了非常密集的缺血性膠原蛋白，即纖維疤痕組織。這樣的疤痕組織，在顎骨外幾乎是從未看過的，如果在顎骨內時，可能相當疼痛；通常邊緣的硬化都顯示不出來。箭頭指向的是齒槽空穴的硬化邊界（X）。
（圖片：JE Bouquot）

附錄 C ＊齒槽空穴的成因和相關條件

▲成因概述

齒槽空穴或缺血性壞死，是局部也是**全身系統性**的問題。缺血性壞死，是通過骨髓的血流量顯著減少的結果，雖然這種狀況本身，不足成為一種疾病。

股骨端部的缺血性壞死，曾被稱為「髖部的冠狀動脈疾病」（coronary disease of the hip），因為一樣是骨髓缺血（血流量減少）和梗塞（因為血流太少而死亡的組織）的狀況。

在股骨缺血性壞死的情況下，一連串疾病和足以產生這種損傷的生理現象，會繼續增長。有些病因要比其他更為顯著。有些因素是主要原因，其他因素則是觸發機制，或「繼發性打擊」那些容易有骨髓血流量問題的人。

有幾個特別的原因，讓顎骨容易有齒槽空穴和缺血性壞死的情形。**顎骨對血流量減少的狀況特別敏感，會觸發骨壞死的主要事件是創傷和感染**，而沒有其他骨頭像顎骨那樣容易的遭受那麼多種的創傷和感染，包括：牙齒和牙齦感染、拔牙、外傷（比如臉上挨一拳），和口腔手術或根管或牙齦（牙周）的外科手術。

除了上述原因之外，壞死還有另種原因，一個相當獨特的牙科程序：用於手術的局部麻醉劑。通常這些藥物所含化學物質的目的，就是要能顯著的降低該區域的血流量（**血管收縮劑，例如腎上腺素**），從而讓麻醉劑能維持長效，以便有更多的作業時間。

這些麻醉劑本身都很好用，但對於沒有確認是凝血機能異常的人，可能會成為一場災難。

　　此外，骨壞死流動性差的特性，意味著血管收縮劑停留在那個局部區域的時間，會遠遠大於深刻局部麻醉所需的幾分鐘時間，而在實質上增加傷害。血管收縮之後，骨頭血液的再灌注，釋放大量會損傷組織的自由基，正常組織足以承受這種衝擊，但營養不良的缺血性骨髓，就無法完善抵擋了。

缺血性骨頭壞死的具體原因

▲高凝血狀態

　　高凝血狀態是很常見的（就是血液更容易凝結的狀態）。一些常見的引發因素：

◎未確診的凝血功能障礙

　　最重要的，幾乎沒被查覺的齒槽空穴因素，是來自遺傳的凝血功能障礙。醫生應詢問患者家族史的凝血狀況。這種高凝血狀態的問題，在家族有早年（小於 55 歲）中風和心臟病發的病史，還有髖關節置換或「關節炎」（特別是在早年時），和深層靜脈血栓（DVT,deep vein thrombosi）的患者身上，比較容易看見。

　　高凝血症（Hypercoagulation）是威脅生命的問題。

　　請始終牢記，高凝血症會使得患者容易中風、心肌梗塞，形成深層靜脈血栓（DVT）等嚴重威脅生命的情況。通常是發生在一個繼發性問題，或是「觸發事件」之後，如局部感染、創傷、藥物等。

◎其他相關疾病

與高凝血症有關的其他疾病包括：

加上英文對照

· 貝西氏症（Behçet's disease）

· 慢性疲勞症候群（Chronic fatigue syndrome）

· 纖維肌痛症群（Fibromyalgia）

· 大腸激躁症（Irritable bowel syndrome，IBS）

· 鐮刀狀紅血球貧血群（Sickle cell crisis）

· 偏頭痛群（Migraine headaches）

目前尚未完全明白這些疾病，與高凝血症的關聯性，需要有研究直接證明這些關聯，但這些病症，在缺血性股骨壞死的案例上已頻頻發生。

▲荷爾蒙（激素）

◎雌激素（Estrogen）

雌激素療法，也可能是骨壞死的原因。雌激素會促進凝血發生，**具有高凝血症的人（至少約人口的6%）使用雌激素，會使血栓的危險性增大**，有時會相當顯著。例如，對於高凝血症的人來說，其身體某處（不只是顎骨）形成血液凝塊的風險，在**使用雌激素替代療法時，血栓形成的風險會高達80倍**。整形外科文獻有時把它稱作「雌激素相關的股骨壞死缺血」（estrogen-related ischemic osteonecrosis）。

妊娠時，通常雌激素水平會增高。正因為如此，孕婦是缺血性股骨壞死的高風險群，尤其是**髖部**。股骨壞死的前兆，**開始只是輕微的行動不便、短暫性缺血骨質疏鬆症**，經常在孩子出生後，**不示警的退化，並且開始行走困難**。

這可能涉及多個關節，有時會隨時間從一個關節，轉移到另一個關節（migratory ischemic osteoporosis，遷移性缺血性骨質疏鬆症）。

◎皮質醇增多症（Hypercortisolism）

皮質醇增多症（皮質類固醇過量）是骨壞死的另一個原因。這可能是因為**身體自行分泌過量的皮質類固醇荷爾蒙**，或是因為防止口腔術後腫脹，最常用的**齒科處方籤，或被牙醫打入牙齦**，類固醇藥物如皮質酮（prednisone）和腎上腺皮質激素（prednisolone）。

皮質類固醇，是非創傷性骨壞死最常見的原因。雖然風險似乎隨著高劑量和給藥時間而放大，但是也有僅服用一個星期的甲基培尼皮質醇（Medrol），結果髖關節就壞死的驚人報告。整形外科文獻中，有著類固醇激素引起的股骨頭壞死的文章，但目前還不是很明白其作用機制。

◎甲狀腺功能低下（Hypothyroidism）

甲狀腺激素水平過低，與髖骨缺血性骨壞死的風險增高有關，可能是代謝減弱，造成整個身體血液流速過度降低。

▲其他因素

◎自身免疫和過敏體質
（Autoimmunity and Hypersensitivity）

・紅斑性狼瘡（Systemic lupus erythematosus）

・抗磷脂症候群（Antiphospholipid syndrome）

◎上頜（鼻）竇感染（Maxillary sinus infections）

上頜（鼻）竇重複感染，會使細菌在牙槽骨根殖，產生骨髓炎（osteomyelitis，即骨質感染），是一個主要的危險因

子。此慢性感染過程中，所引起發炎的物質，會增加局部和全身的凝血機率。對一般正常人來說，是不會有問題的，然而，對於6％的未確診或「沉默」的高凝血症的人，後果則是災難。

◎高歇氏病（Gaucher`s disease）

這種脂質貯積症與高黏滯性（hyperviscosity）、**血小板減少**（thrombocytopenia），以及第九凝血因子（decreased factor IX）【編審註】和C蛋白有關，已經有人提出說法，認為當非常大的病灶細胞（如高歇氏細胞），進入血管時，會成為**血栓**般的物質，當他們破裂成碎片時，會觸發血管內的過量凝血，導致血栓形成和出血（微梗塞）。就在形成危機，活體切片看出明顯的骨壞死之前，利用同位素放射性原理，可以證實缺血（ischemia）部位的產生，但可能是在急性疼痛發作後的幾天或幾個月後。

與骨壞死（所有部位的骨頭）相關的疾病

疾病或致病因素	疾病類別
酗酒	硬化 胰腺炎
關節炎	軟骨下囊腫 軟骨下骨髓水腫
大氣壓力變化	減壓病 深海潛水

【編審註】
第九凝血因子（decreased factor IX）缺乏症，又稱B型血友病（hemophilia B）。

血性惡液質	散播性血管內凝血（DIC） 鐮刀狀紅血球貧血
癌症	白血病 癌症引起的高凝血症狀 淋巴瘤 轉移性骨內癌 放療
長期遲緩	臥床不起 全身不能動 下肢麻痺
皮質類固醇	皮質醇增多症 炎性腸道疾病 紅斑性狼瘡 器官移植
雌激素	避孕藥 雌激素替代療法 助孕藥物 懷孕 前列腺癌化療 短暫性缺血 骨質疏鬆
局部高凝血症	急性感染 / 炎症 慢性感染 / 發炎 髓內壓力增加
高凝血症（全身）	抗磷脂抗體症候群 V Leiden 因子基因突變 同半胱氨酸血症（同半胱氨酸指數過高） MTHFR（葉酸代謝基因） C 蛋白缺乏症 S 蛋白缺乏症

高脂血症和脂肪栓塞	糖尿病
	異壓（減壓）性壞死現象
	骨折
	血紅素病變
	骨髓炎，急性
過敏反應	移植器官排斥
	過敏性休克
	免疫球蛋白療法
	內毒素的施瓦茨曼反應
	輸血反應
高血壓	
甲狀腺功能低下症	拔牙時，牙周韌帶未完全去除
骨內炎症	細菌和病毒感染
	創傷（輕度或重度）
	自體免疫／過敏
神經損傷	腦損傷／外科手術
骨質疏鬆	區域性或全身性骨質疏鬆
飢餓（斷食）	神經性厭食症
貯積症	高歇氏病
使用菸草（口嚼）	吸菸
血管閉塞性疾病	動脈粥狀硬化
血管收縮的血管炎	局部麻醉（含血管收縮劑）
	雷諾氏現象
	使用菸草

以上資料轉載，經下述許可有些修改：

教育與研究中心主任，212 狄博思羅德摩根鎮，西維吉尼亞州 26508

兼職教授（退休），德州休斯頓牙科學院的診斷與生物醫學科學系

兼任教授，西維吉尼亞大學口腔學院鄉村和社區牙科部

www.maxillofacialcenter.com

www.maxillofacialcenter.com

附錄 D ＊拔除根管治療牙齒手術以及齒槽空穴手術的術前協議書

▲一般性敘述

拔牙手術，尤其針對已做過根管治療的受感染牙齒，和齒槽空穴清創手術，包括口腔的軟組織（如牙齦），以及口腔的骨頭（如上頜骨和下顎骨）兩者的外科手術。嚴格遵守手術協議，就像整形外科醫生一樣，同樣應在口腔手術中遵守。

必須記住的是，牙醫，如口腔外科醫生，還是會對骨頭部位做手術。雖然口腔在軟組織的癒合上，有比較大的空間，但是**無論是哪裡的骨頭，被感染的骨頭一向都難以完全癒合**。因為口腔手術時，無法隔離並創建一個無菌領域，**顎骨手術後的感染常常發生**。

此外，口腔本身快速治癒軟組織感染的能力，往往使得許多牙醫認為，在口腔中受到感染的骨頭，也將會一樣容易的癒合，但這可不一定。現在我們知道，齒槽空穴可以很容易的產生、發展，許多慣行拔牙癒合後，看似完整的 X 光片其實只是一個錯覺，仍必須要以外科手術的標準來看待拔牙這件事，以期待最理想的完全癒合，和完整的臨床上痊癒。

如果**拔牙後，一些牙周韌帶還留在牙槽上，或沒有完全清除顎骨上所有的感染，那新生的骨頭可能無法完全填滿顎骨的遺留孔**。這種顎骨中的空洞，就被稱為齒槽空穴，就其本質而言，它就是讓牙齒感染的同一種細菌的溫床。因為它們往往被包圍在完整的顎骨中，齒槽空穴經常能避過 X 光的檢測。

因此，為了能夠讓身體在接受拔牙外科手術後，有最理想的完全癒合和完整的臨床恢復的機會，這個手術協議應該適用於全身，特別是口腔。

口腔外科手術協議

1、一個完整的門診醫療病史和牙科病史，包括所有治療醫
生的會診，在進行治療之前是不可或缺的一環。

既然口腔並沒有和身體的其餘部分隔離，一個完整
的病歷就相當重要。因為幾乎所有的牙科手術，尤
其是外科手術，都有全身性的影響。

2、口腔硬組織和軟組織的詳細評估，至關重要。檢查
應包括所有必要的 X 光片、完整的臨床檢查，包括
牙髓活性測試（pulp vitality tests），以確定**哪些牙齒
是健康存活的，以及哪些牙齒可能早已意外地神經死
亡，變成非活性牙齒。**

所有有助於診斷和治療計劃的任何額外檢測，都應
該要施作。很重要的一點是，牙髓活性試驗也是評
估未做根管治療的健康牙齒的重要檢測。**一個在口腔
中已經死亡，無活性的牙齒就像根管治療的牙齒一樣
致命。**

3、病情初步評估後，就要擬定治療方案。如果治療計
劃包括**拔牙**和**齒槽骨空穴的清創手術**，要找的外科醫
生不僅要技術純熟，也要有靜脈注射的能力，這是
非常重要的。靜脈注射麻醉往往有其必要，而且必
要時，還要進行適當的抗生素治療。

4、各種替代療法，比如說**注射各種補充品到感染部位
上，像根管治療牙齒周圍的骨頭，或其他感染牙齒周
圍的骨頭，都不應該做。**同樣的，齒槽空穴部位也都
不可以打針，許多治療實際上會使疾病惡化。

此外，也有一些牙醫提倡使用藥物來取代手術，要
知道**任何藥物都不可能使死骨再次起死回生。**手術必
須清除所有死亡和感染的骨頭，並要使**鄰近健康骨內**

的血液能充分灌注手術部位，這是能夠良好癒合的唯一方式。

5、最理想狀況下，牙齒應該在手術進行大約**兩個星期之前**，就先進行清理，以消滅存在於口腔中的細菌量，降低手術後感染的機率。用**雷射**刮除每個牙齒的齒溝縫（sulcus），可以進一步顯著降低細菌量。

6、適當時應做**全面體檢**。

7、應在進行手術之前，取得患者簽署書面的知情同意書。該手術的所有潛在併發症，都應該徹底討論。最好有一位家庭成員可以同時參與，特別是要來幫助確認所有的討論，都能完全的被互相理解。也許可考慮錄音錄影，這給牙醫進一步的證據，證明所有的訊息都進行充分討論，而且患者在簽署知情同意書之前，已經完全了解。隨著智慧型手機的出現，要做到這點，比以往容易多了，而且錄下來的檔案可以存在電腦中，方便日後存取。

8、術前藥物，如抗生素應該要管理。

9、口腔應該用適當的**抗菌劑**進行清潔。

10、**不要使用任何一種含有血管收縮劑的局部麻醉。血管收縮劑**，會減輕注射部位的血液流動，血液可以良好的流到外科手術部位，是相當重要的事情，有助於確保癒合完全。**即使只是短暫的使用**血管收縮劑，其引發的血管收縮，**就可能造成缺血，使骨骼受損導致局部骨細胞死亡。**

11、手術要能清除所有損傷與感染。外科醫生必須對圍繞下齒槽神經（即通過下顎的主要神經）的手術很熟練，還要能通過竇底，並進入鼻腔竇內手術。很多時候，齒槽空穴周圍和根管治療牙齒內看到的病灶，比起 X 光片上看到的範圍更大。清除所有的患

病組織相當重要，這意味著外科醫生要熟練所有這些解剖結構的手術。否則，**患者應該交給另一個外科醫生，進行鼻腔清創手術。**

12、通常，拔掉受感染或根管治療的牙齒時，需要暴露出牙齒周圍的骨頭，才能取得良好的視野去觀察接觸感染區域。這需要「**翻開手術**」（flap），就是將牙齦組織輕輕的抬離骨頭。在這裡要強調「輕輕地」，因為還有一層緊鄰骨頭的薄膜組織，稱為骨膜（periosteum），必須小心對待。

骨膜是負責供給營養素給骨頭外部組織的，並且其中也有很多感覺纖維，可導致手術後疼痛，所以必須細心輕拿、輕放。手術過程中對它越好，術後併發症越少，癒合也越好。

13、手術部位要用**生理食鹽水**，或**抗生素溶液**沖洗，這是在**整形外科手術**上常用的。再次，我們必須要記住，我們是對**骨頭手術，不可以用清水**。還有，尚未在體內其它骨骼使用評估過的藥物，也不應該用於顎骨手術。

14、**拔牙應盡可能無創傷**（atraumatically）。這個意思是說，**像臼齒這種超過一個根管以上的牙齒，通常要切開**，並且單獨地移除各個牙根。這種技術可以避免骨折，對組織也比較好。牙醫院的教導，是藉由來回搖動牙齒來「**擴展牙槽**」（expand the socket），專用術語應該叫作「**分離牙槽**」（crack the socket），因為骨皮質不會伸展，任何的擴展其實都會**打破骨頭**，這應該要避免。

如果只能選擇以手術切除骨頭時，只能用**外科用的鑽頭**（surgical handpiece），**但絕對不要使用牙鑽**（dental drill），同時以大量的無菌生理食鹽水沖洗

（不是普通的水）。**牙鑽會將空氣引入手術部位，形成空氣栓塞，空氣栓塞足以導致骨質死亡的危險狀況。**

此外，**若使用普通的清水沖洗牙鑽**，或非生理食鹽水，沒有殺菌就可能引發骨細胞死亡。協議的提醒內容，要包含根管部位的適當清潔，以及齒槽空穴的清洗。

15、齒槽空穴手術，基本上和清理拔掉根管治療牙齒後的牙槽清除手術一樣。拔牙後，可以容易地進入到肉芽組織病變（diseased granulation tissue）和牙槽底部的骨頭。要進入齒槽空穴的位置，需要透過一個中型牙槽切口，和完整厚度的骨黏膜翻瓣手術，到顎骨的頰側，並延伸到牙齦黏膜（mucogingival fold）。**以外科鑽頭和大量的生理食鹽水沖洗，並使用圓形毛刷，在牙槽骨開一個足夠大的開口，以便能完全進入齒槽空穴。**

16、**用低轉速的外科鑽頭，加上大量的生理食鹽水沖洗，開始清除感染和缺血性骨頭。重要的是，盡可能保持骨頭在低溫狀態。高速使用外科鑽頭，將導致骨頭溫度因摩擦而上升，骨細胞與高速鑽頭接觸就會死亡。**而死骨細胞正是我們要清除的，因此必須小心避免讓死骨細胞變多。而大多數清創手術都是用手工與手術刮匙。

17、手術部位必須用 0.9％鹽水溶液持續沖洗。

18、有時可能必須進行植骨，或是關閉鼻竇。一定要與你的醫生討論這個問題。

19、外科手術部位的閉合，一定要用縫合線。

20、術後必要時給予抗生素，以防再感染或身體感染。

21、應該在七至十天後拆線。

22、應指導患者使用外科紗布對手術部位輕輕的施壓，這有助於控制出血，並使骨皮瓣膜（flap）在癒合初期能接近骨頭。

23、臉部要冰敷二十分鐘，然後移開。這在整個手術當天要重複做，之後就不要再需要。

24、手術後第二天，患者要用溫和溫暖的**生理食鹽水溶液**輕輕漂洗，每天要三到四次。

　　拔牙或清除齒槽空穴時，要取得一個樣本，做好**氧菌、厭氧菌**，以及**真菌（黴菌）**的培養。一個乾淨的樣本內，唯一可以有的就是手術部位內的組織，不可以污染樣本。確保良好的隔離和外科抽取，手術部位要免受外部污染，樣本只可有外科手術部位中的病原體，不能含有從口腔其餘部分來的病原體。

　　這些微生物的樣本，以適當的培養管和實驗室**培養至少兩週。一些厭氧菌和真菌會花很長的時間來成長**，如果幾天後就丟掉樣本的話，可能會錯過重要的病原體。

　　骨頭組織樣本，要從手術部位的所有區域採取，並**請口腔病理學家以顯微鏡分析**。急性和慢性骨髓炎、骨壞死，和其它病症，都可以透過顯微鏡來確認。微生物培養和組織病理結果，將有助於確認是否需要進一步治療，比如口服或靜脈注射抗生素。

附錄 E ＊典型的齒科感染病理報告

▲總覽

切片檢查，是一種從患者組織取下來的樣本，交由病理學家檢視來診斷疾病。病理學家將組織樣本切成極薄的切片，以便在顯微鏡下進行檢查。有時會將這些切片染色，以便病理學家更容易區分不同類型的細胞。

活體檢查相當重要，因為僅僅用目視來確認，到底是健康，還是患病的組織，幾乎是不可能的任務。組織樣本的顯微鏡檢查，能讓病理學家看到所有不同的細胞類型，並準確地診斷病理。

在我們的例子中，主要是尋找根管空間填充不完全，和管內留下的碎屑與壞死物，像**骨壞死**（死骨）、**骨髓炎**（受感染或發炎骨），還有**纖維組織、發炎細胞**和**癌症**等。【編審註】

活體檢查結果，不僅可以證實最初的診斷，也有助於決定任何進一步需要的治療。

【編審註】

此處常見的癌症為淋巴癌（非何杰金氏）或鼻咽癌，通常在患者血液檢查中同時可見單核球增多症（Monocytosis），同時可見 EB 病毒感染伴隨頸部淋巴結腫大等症狀。鱗狀細胞癌（口腔癌常見類型）也容易在此出現。

A Division of The Maxillofacial Center
for Diagnostics & Research
165 Scott Avenue, Suite 101, Morgantown, WV 26508
Phone: 304-292-4429 Fax: 304-291-5649

BIOPSY REPORT #HN99-2588
Surgery date: 8/18/99
Date received: 8/23/99
Date completed: 8/31/99

SURGEON: PATIENT:
Dr. Robert Kulacz   T.D.
280 Mamaroneck Ave, STE 307   AGE (yrs.)/
        GENDER:33FD
White Plains, NY 10605
914-288-0993
Fax: 914-288-0978

SOURCE OF SPECIMEN (location): **UL #15.**
CLINICAL DIAGNOSIS/DESCRIPTION: **Pulpitis.**

GROSS DESCRIPTION OF TISSUE RECEIVED:
PART A: The specimen consists of multiple cancellous, hemorrhagic, hard and partially softened bone fragments measuring 0.7x0.4x0.2 cm in aggregation. The entire specimen is decalcified.
PART B: The specimen consists of a tooth. Sections will be submitted after decalcification.

MICROSCOPIC DESCRIPTION OF TISSUE:
PART A: Sections show globules of a gray/translucent foreign material coated by PMNs and coccal bacterial colonies. PMNs are also seen with lymphocytes in small fragments of necrotic fibrovascular tissue. There is no evidence of malignancy.
PART B: Cross sections through the apical portions of the roots show one with generalized fibrosis and moderate dystrophic calcification, with peripheral edema and considerably dilated apical veins and lymphatics. The other pulps show less fibrosis and more edema and the dilated veins are not as severely enlarged. Attached periodontal ligament fragments are unremarkable. There is no evidence of malignancy.
MICROSCOPIC DIAGNOSIS:
PART A: Consistent with subacute osteomyelitis with foreign material and bacterial colonies, maxillary left first molar area.
PART B: Chronic fibrosing and calcific pulpitis with congestion and peripheral edema (combined acute and chronic pulpitis.) maxillary left second molar.
NOTE: Although we traditionally consider pulpal edema and congestion to be evidence of acute pulpitis, it could also be evidence of a chronic outflow problem. The PART A diagnosis is presumably from area #14, but would also be consistent with a periodontal abscess if#15 had a pocket associated with it. The foreign material in PART A is consistent with endodontic materials.

PATHOLOGIST: J.E. Bouquot, D.D.S, M.S.D., Director

　　手術所在的位置是在左上顎，被做過根管治療而在疼痛的第二大臼齒（第 15 顆牙），纖維化與鈣化的組織和水腫的血管，表示在牙髓的部位有發炎現象，在第 14 號牙齒之前，被拔的根管治療死牙的部位，有看到細菌滋生、壞死組織，和之前根管治療所殘留下來的充填物質。血液檢查發現，白血球呈現和亞急性骨壞死之病理相吻合，既然病理樣本採自於被拔牙的齒槽骨，由此可知感染源必來自於已被拔除的根管治療死牙。

Head & Neck Diagnostic of America
A Division of The Maxillofacial Center for Diagnostics & Research
165 Scott Avenue, Suite 101, Morgantown, WV 26508
Phone: 304-292-4429 Fax: 304-291-5649

BIOPSY REPORT #HN99-3872
Surgery date: 11/18/99
Date received: 11/24/99
Date completed: 12/1/99

SURGEON:
Dr. Robert Kulacz
280 Mamaroneck Avenue,
Suite 307 White Plains, NY
10605
914-288-0993 fax 914-288-0978

PATIENT:
T.S.
Great Meadows, NJ
Age/ Gender: 44F
Date of Birth: 1/29/55

SOURCE OF SPECIMEN (location): Lower left
CLINICAL DIAGNOSIS/DESCRIPTION: NICO

GROSS DESCRIPTION OF TISSUE RECEIVED:
The specimen consists of multiple irregular and partially hemorrhagic calcified tissue fragments measuring 0.4x0.4x0.3 cm in aggregation. These are decalcified as PART A. Also included is mandibular molar and bicuspid with endodontic therapy and removed crowns. These are decalcified as PART B.

MICROSCOPIC DESCRIPTION OF TISSUE:
PART A: Sections show cortical bone with mild osteoblastic activity and occasional microcracking, with only occasional missing osteocytes. There are excess cement lines, as there are in underlying thicker than normal but sparsely spaced bony trabeculae. Trabeculae also show occasional missing osteocytes. Available fatty marrow shows a generalized wispy reticular fatty degeneration with small numbers of chronic inflammatory cells and scattered mast cells. Marrow veins are dilated and one area shows a pale staining granular fat necrosis with sprinkled erythrocytes, consistent with microinfarcation. There is no evidence of malignancy.

PART B: Cross sections through the apical portions of the roots show two apical canals with abundant necrotic pulpal debris adjacent to endodontic materials with one also showing moderately severe internal resorption. Attached periodontal ligament is unremarkable. There is no evidence of malignancy.

MICROSCOPIC DIAGNOSIS:
PART A: Bone marrow edema with scattered chronic inflammatory cells (variant of ischemic osteonecrosis), left mandibular second molar and first bicuspid areas.

PART B: Necrotic pulpal remnants in apical canals of endodontically treated tooth, mandibular left second molar and first bicuspid.

NOTE: Most of the necrotic debris and internal root resorption is in the molar.

PATHOLOGIST: J.E. Bouquot, D.D.S., M.S.D., Director

　　這位病人身上有多處的局部疼痛，這兩顆接受過根管治療的牙齒的根管內，殘留了許多沒有被清乾淨的壞死組織，這些根管治療手術，在 X 光片上看來或許被認為是「成功」的，但在病理切片組織上看來，相關的骨組織有發炎的細胞存在，並且在局部有血流不足的現象，證明了就算以美國牙科協會 ADA 的標準來看，手術仍是個大失敗。

Head & Neck Diagnostic of America
A Division of The Maxillofacial Center for Diagnostics & Research
165 Scott Avenue, Suite 101, Morgantown, WV 26508
Phone: 304-292-4429 Fax: 304-291-5649

BIOPSY REPORT #HN99-3934
Surgery date: 11/18/99
Date received: 12/1/99
Date completed: 12/7/99

SURGEON: PATIENT:
Dr. Robert Kulacz   T.S.
280 Mamaroneck Avenue,   Great Meadows, NJ
Suite 307 White Plains, NY   Age/ Gender: 44F
10605   Date of Birth: 1/29/55
914-288-0993 fax 914-288-0978

SOURCE OF SPECIMEN(location): #30
CLINICAL DIAGNOSIS/ DESCRIPTION: 1) Periapical granuloma 2) Osteonecrosis

GROSS DESCRIPTION OF TISSUE RECEIVED:
The specimen consists of three of very small and nonhemorrhagic calcified tissue fragments measuring 0.3x0.2x0.1 cm in aggregation. This portion is decalcified as PART A. Also included are two fractured molar roots which have been endodontically treated and have a yellow color and these are decalcified as PART B.

MICROSCOPIC DESCRIPTION OF TISSUE:
PART A: Sections show viable cortical bone with prominent osteoid rimming and occasional osteoblastic activity. The bone appears viable but underlying bony trabeculae are thicker than normal and show excess cement lines with scattered missing osteocytes. A fragment of moderately dense collagenic connective tissue shows a degenerated stratified squamous lining epithelium along edges and contains moderate numbers of chronic inflammatory cells. Available marrow spaces are filled with a very loose fibrosis connective tissue with dilated veins and capillaries. There is no evidence of malignancy.

PART B: Cross sections through the apical portions of the roots show abundant necrotic pulpal debris and hemorrhage in all apical canals, admixed with endodontic materials and sometimes with chronic inflammatory cells. One apical canal has only a small amount of endodontic material within it. There is no evidence of malignancy.

MICROSCOPIC DIAGNOSIS:
PART A: Chronically inflamed periapical cyst with chronic sclerosing osteomyelitis (condensing ostetitis) of surrounding bone, mandibular right first molar area.

PART B: Nonsuppurative pulpal necrosis of endodontically treated tooth, mandibular right first molar.
NOTE: The osteosclerosis here may not have been prominent enough to be obvious radiographically.

PATHOLOGIST: J.E. Bouquot, D.D.S., M.S.D., Director

接受過根管治療的牙齒的根管內，殘留了許多沒有被清乾淨的壞死組織與發炎細胞，在牙根尖的部位有一個囊腫，慢性硬化性骨髓炎又稱冷凝性骨炎（condensing osteitis），也常與根管治療的死牙相關，但是以美國牙科協會 ADA 的標準來看，卻被認為是正常的。

Head & Neck Diagnostic of America
A Division of The Maxillofacial Center for Diagnostics & Research
165 Scott Avenue, Suite 101, Morgantown, WV 26508
Phone: 304-292-4429 Fax: 304-291-5649

BIOPSY REPORT #HN2000-1279
Surgery date: 4/4/00
Date received: 4/7/00
Date completed: 4/17/00

SURGEON:
Dr. Robert Kulacz
280 Mamaroneck Avenue,
Suite 307 White Plains,
10605
914-288-0993 fax 914-288-0978

PATIENT:
C.C.
Ridgefield. CT
NY Age/ Gender: 60M
Date of Birth: 3/20/40

SOURCE OF SPECIMEN(location): #14
CLINICAL DIAGNOSIS/ DESCRIPTION: Osteonecrosis/osteomyelitis.

GROSS DESCRIPTION OF TISSUE RECEIVED: The specimen consists of multiple irregular and dirty tan calcified tissue fragments measuring 0.7x0.4x0.2 cm in aggregation. These are decalcified as PART A. Also included are three endodontically treated root tips, two with periapical soft tissue attached, and these are decalcified as PART B.

MICROSCOPIC DESCRIPTION OF TISSUE:
PART A: Sections show thick cortical and trabecular bone with occasional osteoblastic activity and with only occasional missing osteocytes. Marrow spaces show areas of reticular fatty degeneration with dilated capillaries, and some areas show a moderately dense and focally edematous fibrosis with scattered chronic inflammatory cells in moderate numbers. There is no evidence of malignancy.

PART B: Cross sections through the apical portions of the roots show abundant necrotic debris adjacent to endodontic materials in two apical canals, with chronic inflammatory cells in one canal. There is no evidence of malignancy.

MICROSCOPIC DIAGNOSIS:
PART A: Periapical granuloma with chronic nonsuppurative osteomyelitis of surrounding bone, maxillary left first molar area.

PART B: Nonsuppurative pulpal necrosis of endodontically treated tooth, maxillary left first molar.

PATHOLOGIST: J.E. Bouquot, D.D.S., M.S.D., Director

接受過根管治療的牙齒，在被清空與填入充填物後，根管內仍殘留了大量的、沒有被清乾淨的壞死組織。在牙根尖所長的肉芽增生組織（granuloma）顯示一開始就存在的發炎，並沒有因為根管治療而被治好，這與周邊無法提供支撐作用的骨髓炎齒骨有關係。

Head & Neck Diagnostic of America
A Division of The Maxillofacial Center for Diagnostics & Research
165 Scott Avenue, Suite 101, Morgantown, WV 26508
Phone: 304-292-4429 Fax: 304-291-5649

BIOPSY REPORT #HN2001-4892
Surgery date: 4/4/00
Date received: 4/7/00
Date completed: 4/17/00

SURGEON:
Dr. Robert Kulacz
280 Mamaroneck Avenue,
Suite 307 White Plains,
10605
914-288-0993 fax 914-288-0978

PATIENT:
R.S.
Mahopac, NY
NY Age/ Gender: 63M
Date of Birth: 7/7/38

SOURCE OF SPECIMEN(location): #15
CLINICAL DIAGNOSIS/ DESCRIPTION: Osteomyelitis.

GROSS DESCRIPTION OF TISSUE RECEIVED:
The specimen consists of multiple irregular and dirty tan and focal hemorrhagic soft and hard tissue fragments measuring 0.6x0.5x0.4 cm in aggregation. These are decalcified as Part A. Also included is a maxillary molar with removed crown and dilacerated roots and this is decalcified as Part B.

MICROSCOPIC DESCRIPTION OF TISSUE:
PART A: Sections show a fragment of degenerated fibrous connective tissue with infiltration by a large number of chronic inflammatory cells. One edge has a degenerated stratified squamous lining epithelium along it, with PMNs seen within and beneath this epithelium. Fragments of bone from the apparent lesional periphery show occasional missing osteocytes and show marrow spaces filled with loose fibrous tissue with myxoid degeneration and occasional scattered lymphocytes. A separate mixed bacterial colony is presumed to be surface artifact, and there is no evidence of malignancy.

PART B: Cross sections through the tooth show complete replacement of apical canal contents by endodontic materials in two apical canals, with necrotic pulpal remnants admixed with endodontic materials in one apical canal. Inflammatory cells are not seen in the canal but are numerous within the attached granulation tissue. There is no evidence of malignancy

MICROSCOPIC DIAGNOSIS:
PART A: Subacutely inflamed periapical cyst, with mild chronic nonsuppurative osteomyelitis of surrounding bone, maxillary left second molar area.

PART B: Necrotic pulpal remnants in apical canal of endodontically treated tooth, maxillary left second molar.

PATHOLOGIST: J.E. Bouquot, D.D.S., M.S.D., Director

　　根管治療過後牙齒的三隻根管的其中一隻，仍殘留有壞死組織，牙根尖的部位有一個囊腫，這與周邊無法提供支撐作用的骨髓炎齒骨有關係。

▲結論

前述的病理報告，準確地呈現了**根管治療拔牙位置**的組織樣本。這些患者都定期看牙醫，但也都沒有被診斷出病理（或感染）。然而，拔掉的牙齒和牙齒周圍骨中的組織樣本的顯微鏡檢查，都發現明確的病理現象。

許多根管治療的牙齒，仍然包含死亡和感染的組織。包圍根管治療的牙齒的顎骨，以及拔牙部位都顯示有病理特徵，如**骨壞死**（osteonecrosis）、**骨髓炎**（osteomyelitis）、**囊腫**（cysts）、**肉芽腫**（granulomas）、**細菌菌落**（bacterial colonies），和**抵抗疾病的免疫細胞**（disease-fighting immune cells），這些病灶的病理現象，都是不正常的。

一位有**顏面疼痛**的患者，被轉介到神經科醫生那兒，沒有解釋原因，只診斷是不明原因的非典型面部疼痛。然而，切片檢查報告可以輕易看到有局部病灶的病理現象，應該要包括這些顏面疼痛患者診斷上的差異。

壞死和留在根管治療牙齒的感染牙髓組織、根管空間和牙本質小管的細菌，以及具有細菌菌落的骨壞死、骨髓炎、骨髓水腫、肉芽腫，和囊腫等，都會造成局部或全身的病理現象。**透過顯微組織檢查，可以檢測出例行的一般牙科檢查，所檢視不到的疾病。**

附錄 F ＊最佳健康狀態的協議

▲總覽

雖然這本書的目的，是明確指出根管治療牙齒、牙周疾病和齒槽空穴，對於健康的負面影響，本附錄將試圖給讀者一個**降低身體氧化壓力（抗氧化）**的最佳方案。

關於引起氧化壓力增加的原因，包括遺傳、身體保養、還有疾病，若能越有效的長期控制氧化壓力，身體就會越健康。

雖然從來不建議進行根管治療，或在口中留下根管治療後的牙齒，但是我們知道，**很多人會選擇保留自己的根管治療的牙齒**。考慮到這點，下面的建議，更適合那些不想拔掉根管治療牙齒的人。因為**所有的感染和毒素，都有很強的氧化壓力，導致所有的慢性及退化性疾病的產生與惡化**。

下述推薦方案的內容，在《因鈣而死》（Death by Calcium）一書，有更詳細的介紹。

所有氧化壓力的增加，都是因為暴露在越來越多的毒素中，和抗氧化劑與營養素越少耗損的結果。只解決毒素，或者只靠良好的營養和補充品，是永遠無法達標的。不過，能解決其中一個，總比兩個都沒解決要好多了。

所以，不管是否要拔掉感染和毒素來源的牙齒，下面的一般性建議，是要幫助你追求最佳的健康狀態。

主要牙科議題

如果你已經從前面，一路耐著性子看到這裡，可能會開始想說永遠不想再去找其他牙醫。不過事實是，有許多優良

的牙醫師，每天都在治療口腔疾病，提供患者一流的服務。

　　牙科的預防，比如說以樹脂膠（sealants）填補蛀牙洞、定期洗牙，以防止牙齦疾病，**早期採取行動以修補蛀牙區域，都有助於保持口腔的無病狀態。**

　　最重要的是，每天勤快的家庭護理，可以防止牙科疾病的發生或加劇，減少牙周問題和感染牙齒發生。請參考以下這些建議：

　　1、拔掉根管治療的牙齒（見附錄 D 協議）。

　　2、讓你的醫生檢查任何其他無用或感染的牙齒，並決定要追蹤檢查或是要拔掉。

　　3、齒槽空穴清創手術（見附錄 D 協議）。

　　4、解決現有的牙周疾病，並執行以下的口腔衛生措施。

口腔衛生措施

▲刷牙

　　每天至少兩次，一次早晨、一次睡前，建議使用電動軟毛牙刷。

　　目前市面上有很多好的品牌，一些超市或藥店中販售使用電池的電動牙刷，也相當方便好用，只要拿著牙刷，讓電動刷毛來完成工作就好。一定要刷到所有的牙齒表面，以及牙齦，牙刷朝向牙齦 45 度角，使刷毛能輕輕的滑下牙齦，並清潔牙齦溝。每次刷牙應該需要大約兩分鐘，來徹底清潔整個口腔，少於這時間代表可能刷得不夠。

▲牙線

建議手動清除牙齒側面和齒間，那些牙刷無法達到的牙齦溝。

飯後使用未塗蠟的牙線清潔，養成每日一次牙線的好習慣。使用牙線清潔每個區域，注意牙線要刮到兩個相鄰牙齒的表面，而不是將牙線前後拉。牙線可以防止牙菌斑，和食物再沉積在相鄰牙齒的接觸點。如果使用牙線會引起牙齦出血的話，就是做錯了，但也可能來自於牙周病，或需要先用下述的沖洗程序來改善牙齦健康。

▲口腔沖牙

口腔沖牙，對恢復和保持牙齦健康很重要，其中最知名品牌是 Waterpik® 沖牙機。

好的**沖牙機效果非凡**，你曾經試過刷牙，並在使用牙線後，又立即使用沖牙機？就算刷得再乾淨，仍可能還看到食物殘渣跑出來，正因為**高壓水柱能清到牙刷和牙線無法達到的地方**。

只需將沖牙機設在中等強度，引導水流在牙齒之間而且朝向牙齦，讓水噴到齦溝（牙齒和牙齦之間的空間），水柱將沖洗出任何食物。如果每天使用，可以防止牙菌斑附著在根部表面，如果**牙齦出血**，那就將壓力調低一點。很多人從較低的壓力開始，也有顯著出血，**幾週後，在最高壓力等級就可以不再出血**，這即是顯著改善牙齦健康的明確指標。

水柱也會破壞牙齦下的細菌菌落，並防止這些細菌繁殖，顯著減輕牙齦疾病的機率。我們還建議加入天然無酒精的漱口水。3/4 溫水加上 1/4 漱口水，大約一個星期的使用之後，應該就能看到牙齦（牙齦）的健康，和外觀的顯著改善。如果要扭轉現有的牙齦疾病，加入一湯匙的 3%過氧化氫，不失為一個好主意。

注意：沖牙機的**使用對植牙的周邊尤其重要**。植牙周圍的牙齦組織，不會以相同的方式將牙齦纖維插入牙根表面。其結果是，圍繞植牙周邊的牙齦組織的炎症，可以輕鬆的讓細菌遷移到顎骨，維持植牙周圍的牙齦組織健康，保持其無炎症反應，對植牙長期的成功是至關重要的事情。

美容牙科

這是一個敏感的議題，每個人都想要有美麗的微笑，而美容牙科可以達成這個令人驚嘆的工作。

美白貼片可以顯著改善笑容，只要貼在牙冠的一小部分就可以，因此引發牙髓損壞的風險是相對較低的。不過我們還是認為：「**如果沒壞，就不要去碰它。**」

意思是說，不管什麼時候使用牙鑽接觸牙齒，都會造成牙齒損傷。更廣義來講，過程中有些釉質和一些牙本質會被除掉，例如用於牙冠、牙髓組織死亡機率就會增加。此外，即使是最好的**牙冠貼**（牙冠與天然牙之間的接口），也**可能隨著時間的推移而滲漏，使得細菌進入變成蛀牙，最終感染牙髓。**

總之，對於牙齒，動越少越好，**沒有什麼比一個天然牙齒還要好**。只要你去動牙齒，就會損害牙齒。定期看牙醫，早期診斷和治療蛀牙，保持最低限度的填充，並保護自然牙的最大數量，每半年洗牙，將有助於維持良好的牙周組織。

好的健康保健

一個良好的保健，目標包括：

1、**盡量減少新的毒素暴露（逆轉牙周病，不再做根管治療）。**（請參考第258、259《逆轉牙周病ABC療法》）

2、**消除急性和慢性感染**（包括慢性扁桃腺感染，即使是
   已經拔掉了根管治療的牙齒，達數年之久）。

3、**淋巴排毒**（包括任何種類的螯合劑，和其他排毒方
   式，比如說去遠紅外線烤箱流汗）。

4、**改善或將關鍵調節荷爾蒙正常化**（睪固酮，雌激素和
   甲狀腺素）。

5、**強化抗氧化劑和營養的水平，尤其是維生素 C。**

6、**適當服用處方藥**（現代醫學可以在前五項未竟全功
   時，第一時間給予協助）。

補充建議

營養補充品	每日口服劑量	特別說明
維生素 C：比如抗壞血酸鈉或抗壞血酸	6 公克（6000 毫克）至 15 公克（15000 毫克）	6 公克（6000 毫克）至 15 公克（15000 毫克）
微脂粒形式的維生素 C	1 公克（1000 毫克）至 2 公克（2000 毫克），不含脂質部分，通常比例為 1:4。	
脂溶性形式的維生素 C，如抗壞血酸棕櫚酸酯	1000 至 2000 毫克	分為兩種劑量
離氨酸	5000 毫克	分為兩種劑量
脯氨酸	1000 毫克	1000 毫克

維生素 D₃	5000 單位（起始劑量！）	透過血液檢查調整，最好能維持差不多 50 納克 / 毫升的維生素 D₃ 一段時間
維生素 K2（menaquinone-4, or menatetrenone）。	3 至 6 毫克	
甘氨酸鎂	400 毫克	分為兩種劑量
Omega -3 魚油（EPA 和 DHA 含量）	1~2 克	分為兩種劑量
維生素 E（來自天然生育醇）	800 IU	分為兩種劑量
β- 胡蘿蔔素（來自維生素 A）	25000 至 50000 IU	
完整的維生素 B 群（比如從延壽基金會取得）。	1 至 2 粒	如果服用 2 粒分為兩種劑量

特別要避免補充銅，鈣，或鐵；鐵應該只在實驗室報告中，有缺鐵性貧血時才攝取。

本書沒說到，但是在《因鈣而死》（Death by Calcium）書中提到，包括追蹤疾病的最佳方案及其治療反應，與需要做的最重要的實驗室測試。

請記住，你需要完全負責自己的健康，請和好醫生共同實現這個目標。

附錄 G ＊保險公司如何影響牙齒護理

本書提出了正統、且令人信服的科學例證，一致支持根管治療牙齒中發現毒性的說法，以及所謂齒槽空穴的病理。

書中也舉出實例，說明常見的齒槽空穴應該進行手術清創，就像身體其他地方的感染壞死的壞疽，就要清創一樣。除非強大的產業，如保險公司願意支持這樣的科學真理，不然牙科行業將繼續攻擊或忽視這方面的證據。

保險業對這種事實提供了鮮明的例證。舉個例子，有家大型的保險公司（安泰）決定，在很多人的口腔中都發現到的齒槽空穴手術治療，是保險公司不想支付牙醫的一個品項。

除了要否決這種賠償，安泰也試圖質疑齒槽空穴病理的合法性。公司甚至建議牙科委員會採取行動，來對抗所有治療這種牙齒狀況的牙醫，這實在做得太過份了。這樣做的公司，以及其他的保險公司，都使現代牙科否認齒槽空穴是常見且有毒這件事上面，扮演重要角色。

因為受到各大保險公司支配的影響，只要否認齒槽空穴的存在，看起來就可以讓許多繁忙的牙醫輕鬆點，並遵循那些公司照護牙齒的標準，並決定牙科學不同面向的正統性。

安泰保險公司的臨床政策公告，編號 0642 標題為「空穴感染骨壞死誘發之神經痛（Neuralgia Inducing Cavitational Osteonecrosis, NICO）和超音波密度計檢測 NICO」代表保險業施加在拔掉根管治療牙齒上的巨大壓力，將齒槽空穴認定為一般的病理骨質狀況，以及齒槽空穴需要的清創手術是歸屬外科範疇。

以下將逐點分析公告政策的摘錄。

齒槽空穴清創的正當性

安泰認為齒槽空穴的清創手術是實驗性的，因而質疑 NICO 本身的臨床意義。NICO 是用來描述引起疼痛的齒槽空穴集合的專有名詞。

雖然齒槽空穴是非常實際的存在，在第十二章有討論，而且本書的照片也都有所展示，牙科領域仍然拒絕承認齒槽空穴的臨床意義，因此拒絕任何需要的治療，有些牙醫甚至否定他們的存在。以下是那個公告政策針對這點的描述：

安泰認為手術（包括「感染齒槽空穴」的刮除，和去除根管治療的牙齒）和任何其它療法（例如用膠體銀漂洗「空腔」，以及用螯合療法，還有**靜脈注射維生素** C），和骨移植替代神經痛誘導齒槽空穴壞死（NICO）的相關診斷，都是實驗性和研究性的，因為這種症候群的臨床意義，仍令人存疑。

・反對原因：齒槽空穴和 NICO 早已為人所知，本書一直是以科學的相片來記錄齒槽空穴。所有的齒槽空穴清創手術後的疼痛緩解報告，是更進一步的支持齒槽空穴是真實的診斷。此外，大部分的齒槽空穴不會引起疼痛。

因此，把所有的齒槽空穴都歸類為 NICO 是一種誤導，因為根據定義，神經痛是指疼痛。不過，安泰和美國牙醫學會（ADA）和多數的執業牙醫，拒絕承認齒槽空穴和 NICO 是實際存在的病理狀態。此外，願意處理治療 NICO 和齒槽空穴的牙醫和醫生，可能會受到吊銷執照的處罰這種不當行為的指控，牙醫同時也會面臨保險詐騙的指控。

安泰對於不提倡那些在骨科手術經常使用的藥物，是正

牙醫絕口否認的真相
致命的毒牙感染

確的。然而,這是骨壞死外科清創手術的議題。

使用設備來診斷誘發疼痛的齒槽空穴(NICO)或 NICO 類型的條件

由於 NICO 的臨床意義已經被認定為「可疑」,這種情況的診斷也被認定是「可疑」,因此,安泰也不認可。該公告政策指出:

安泰考慮到,使用裝置讓頸骨圖像化來診斷 NICO 或是 NICO 型態,只具有實驗性和研究性,因為沒有足夠的科學證據,來支持其臨床應用價值。

· 反對原因:本書作者從來沒有提倡使用 X 光以外的設備,來診斷齒槽空穴。如本書所示的,3D 錐形束 X 光成像,現在可以明確地檢測齒槽空穴,而 2D 的 X 光可能就不行。

NICO 的診斷和治療全身性疾病的聲明

安泰與其他人試圖引用單一研究,來抹黑 NICO 的意義,以單一研究,並透過有些牙醫不支持齒槽空穴療效的事實,來支持其結論,他們的說法是:

「空穴感染骨壞死誘發之神經痛」(NICO),或齒槽空穴,其臨床意義已經受到質疑。都德斯和史賽爾(Dodes& Schissel)(2000 年)審視這種症候群的歷史。他們解釋說,美國牙科生理學院和其他 NICO 的支持者聲稱,面部疼痛是由於頸骨內感染的「齒槽空穴」造成的。此外,一些支持者聲稱,他們可以透過清除患者頸骨中,這些受感染的空腔來治療疾病,如關節炎、心臟病,和整個身體的疼痛。不像膿腫、囊腫,或根尖牙周炎,這些空腔在 X 光片並非顯而易見的,據稱僅能用超音波檢測骨密度來診斷。

‧ 反對原因：有道德的醫生，在處理齒槽空穴時，不會聲稱他們可以治癒其他疾病，比如說心臟疾病、關節炎和全身疼痛等。沒錯，有時候這些病況，在齒槽空穴清創後會有所改善。本書建議，拔掉感染的根管治療牙齒，和齒槽空穴清創的原因，是為了除去造成身體感染和毒素的來源。如果這些牙齒的病灶，是患者全身性疾病的維持或惡化的因素，那當然有可能出現改善。

相對於都德斯和史賽爾的說法，這些病變確實能在 3D 的錐形束 X 光成像。至於，為什麼在 2D 的 X 光片上不太明顯（儘管許多人仍然可以看到）的原因，已經在「齒槽空穴」的那一章中解釋過了。

也許都德斯和史賽爾在做出這個聲明時，並沒有作上頜骨齒槽空穴的 3D 的錐形束成像，因為他們的論文是 14 年前就已經出版。

將慢性疼痛治療歸因於 NICO

安泰與其他人認為，NICO 的慢性疼痛治療僅僅是簡單的神經問題，而與拔牙地點受感染和殘留的壞死組織無關。他們指出：

克萊斯納和艾普斯坦（Klassner&Epstein）（2011）回顧了有關 NICO 的文獻，指出「NICO 的病因，發病機制和治療是純理論的，並沒有很完善的定義，而且骨骼改變的報告，可能只是代表各種正常的變化。所以有個爭議點是，因 NICO 造成的慢性疼痛症狀的更佳解釋，是由於已知的神經性痛的概念；因此，這個應該被歸類到內科，而不是外科的範疇。「作者的結論是：『在沒有確認局部骨骼病態的臨床診斷下，積極和侵入性的處置是沒有必要的。這種干預可能沒有效果，甚至會加劇中樞神經系統的敏感性，而使疼痛惡化。』」

· 反對原因：有人提出 NICO 神經性疼痛的原因，是齒槽空穴內的毒素破壞自身的神經，疼痛只是一種潛在的病理症狀。導致神經性疼痛的毒素，就是來自齒槽空穴。僅是治療症狀（疼痛），而沒有治療原因（齒槽空穴），是沒有意義的。

除非克萊斯納和艾普斯坦已經想通如何使死骨復活，不然他們聲稱 NICO 應該用內科療法取代外科手術，顯然是非常荒謬的事。

此外，有大量的病例報告顯示，疼痛經過手術清創後得到緩解，和他們陳述相反的是，已經有診斷確認是骨頭的病理。目前還不清楚克萊斯納和艾普斯坦是如何得到他們的結論，雖然也有手術後，疼痛會越來越嚴重的風險，但是這種風險非常小，所有的手術都有風險。也許最令人稱奇的是，克萊斯納和艾普斯坦如何才能使這些可笑的說法有圖為證，壞死的組織分解是齒槽空穴形成過程的一部分，就像本書可以展示的證明。（參見第十二章及附錄 B）

拔掉根管治療後的牙齒和 NICO 治療中的外科干預

Aetna 和 AAE 聲明，拔掉根管治療的牙齒和 NICO 治療的手術介入，都是不道德的事情，而且應該往上呈報。他們指出：

美國協會牙髓病（AAE，2012）指出其立場：該協會「不能縱容用於疑似 NICO 病變的手術治療……還有，拔除根管治療的牙齒來預防 NICO，或任何其他疾病的建議，都是不道德的，應立即向應負責的州牙科委員會報告。」

· 反對原因：最後這句話說明了一切。AAE 拒絕承認 NICO、齒槽空穴或根管治療的牙齒，與全身性疾病風險關係的診斷。

沒錯，一些從業者的確聲稱，拔掉根管治療的牙齒，和齒槽空穴清創手術，可以治療全身性疾病的能力。但作者非常不認同這種做法，這會構成不當行為。

然而，**這並不意味著清除死的、被感染的根管治療牙齒，和清除死亡及感染骨頭的手術（如齒槽空穴清創手術），是不當的行為或欺詐**。它只是代表如同身體其他部分的許多疾病，也有無法直接證明的因果關係。這就是簡單的從體內取出死掉和感染組織的手術，就和頷骨之外任何部位的感染，和壞疽的處理一樣，重點是要盡量避免醫療失當。

看來安泰不認同大多數本書中所介紹的科研成果，他們透過整體的聲明，否定 NICO 病變和根管治療牙齒，對全身系統性風險的病理。更有甚者，他們認為所有意識到這種研究，並適當的拔掉根管治療牙齒，和做齒槽空穴清創的牙醫師是不道德的，應該要被所屬州的委員會吊銷執照。

看來，**AAE 寧願保護自己的利益，完全只關注去倡導根管治療的安全性與利用率，而非大眾利益**。AAE 拒絕做任何根管治療牙齒，以及齒槽空穴與全身健康的風險關係的實質研究，而且 AAE 反而躲到虛假模型的後面，無視與此相反的所有證據。

參考文獻

簡介 為什麼要質疑根管治療的安全性

1. http://www.aae.org/patients/treatments-and-procedures/root-canals/myths-about-root-canals-and-root-canalpain.aspxls/root-canals.aspx

2. Ross, Lee; Anderson, Craig A, "Shortcomings in the attribution process: on the origins and maintenance oferroneous social assessments", in Kaheneman, Daniel; Slovic, Paul, Tversky, Amos, Judgements underuncertainity: Heuristics and biasis, Cambridge University Press, 1982, pp 129-152, ISBS 978-0-521-28414-1OCLC 7579020.

chapter 1 根管治療案例：留住牙齒，卻毒害身體！

1. http://www.aae.org/patients/treatments-and-procedures/root-canals/root-canals.aspx

chapter 2 根管治療的殺菌目標：一項不可能的任務？

1. Rotstein I., Salehrabi R, "Endodontic treatment outcomes in a large patient population in the USA: anepidemiological study", Journal of Endodontics (2004) 12 (30): 846–50.

2. http://www.aae.org/patients/treatments-and-procedures/root-canals/myths-about-root-canals-and-root-canalpain.aspx

3. Misra A, Spencer P, Marangos O, Wang Y, Katz JL, "Parametric study of the effect of phase anisotropy onthe micromechanical behaviourof dentin–adhesive interfaces,"Royal Society Publishing, 2005.

4. http://www.ext.colostate.edu/pubs/foodnut/kitchen-sanitize.pdf

5. Saunders WP, Saunders EM, "Prevalence of periradicular periodontitis associated with crowned teeth in an adultScottish subpopulation," Br Dent J. 1998;185:137–40.

6. Shashidhar C, et al, "The comparison of microbial leakage in roots filled with resilonand gutta-percha: An invitro study," J Conserv Dent. 2011 Jan-Mar; 14(1): 21–27.

7. Shantiaee Y, et al, "Comparing Microleakage in Root Canals Obturated with Nanosilver Coated Gutta-Percha toStandard Gutta-Percha by Two Different Methods,"IranEndod J. 2011 Autumn; 6(4): 140–145.

chapter 3 根管治療終結感染之評估：使命不達

1.	Shashidhar C, et al, "The comparison of microbial leakage in roots filled with resilon and gutta-percha: An invitro study," J Conserv Dent. 2011 Jan-Mar; 14(1): 21–27.

2.	Shantiaee Y, et al, "Comparing Microleakage in Root Canals Obturated with Nanosilver Coated Gutta-Percha toStandard Gutta-Percha by Two Different Methods," Iran Endod J. 2011 Autumn; 6(4): 140–145.

3.	Price WA, Dental Infections Oral and Systemic, Volume I, Part I, Price-PottengerNutrition Foundation, LaMesa, CA. 1923; 35-54.

4.	De Moor RJ, Hommez GM, De Boever JG, Delmé KI, Martens GE, "Periapical health related to the quality ofroot canal treatment in a Belgian population," IntEndod J.2000;33:113–20.

5.	Saunders WP, Saunders EM, "Prevalence of periradicular periodontitis associated with crowned teeth in an adultScottish subpopulation," Br Dent J. 1998;185:137–40.

6.	Gündüz K, Avsever H, Orhan, K, Demirkaya K, "Cross-sectional evaluation of the periapical status as related toquality of root canal fillings and coronal restorations in a rural adult male population of Turkey," BMC OralHealth, 2011; 11:20.

7.	Weiger R, Hitzler S, Hermle G, Löst C, "Periapical status, quality of root canal fillings and estimated endodontictreatment needs in an urban German population," Endod Dent Traumatol. 1997;13:69–74.

8.	Gündüz K, Avsever H, Orhan, K, Demirkaya K, "Cross-sectional evaluation of the periapical status as related toquality of root canal fillings and coronal restorations in a rural adult male population of Turkey," BMC OralHealth, 2011; 11:20.

9.	Lofthag-Hansen S, Huumonen S, Grondahl K, Grondahl H, "Limited cone-beam CT and intraoral radiography forthe diagnosis of periapical pathology," Oral Surgery, Oral Medicine, Oral Pathology, Oral Radiology, andEndodontics, 2007, 103:114-119. PMID:17178504

10.	Anderson P, Yong R, Surman T et al, "Application of three-dimensional computed tomography in craniofacialclinical practice and research," Australian Dental Journal,2014 Feb 24. [Epub ahead of print] PMID: 24611727

11. Adrians PA, DeBoever JA, Loesche W, "Bacterial invasion in root cementum and radicular dentin ofperiodontally diseased teeth in humans: A reservoir of periodontopathic bacteria," Journal of Periodontology,1988 (59) 222-230.

12. http://www.aae.org/patients/treatments-and-procedures/root-canals/myths-about-root-canals-and-root-canalpain.aspx

chapter 4 根管治療敗筆所在：免疫系統大崩壞

1. Adriaens PA, De Boever JA, Loesche WJ, "Bacterial invasion in root cementum and radicular dentin ofperiodontally diseased teeth in humans. A reservoir of periodontopathic bacteria," J Periodontol. 1988Apr;59(4):222-30. PMID: 3164373.

2. http://www.aae.org/patients/treatments-and-procedures/root-canals/myths-about-root-canals-and-root-canalpain.aspx

3. Cecil Textbook of Medicine 19th edition, W B Saunders Co, Philadelphia, PA, 1991.

chapter 5 根管治療對全身健康的影響：毒牙和疾病的關聯性

1. http://www.aae.org/patients/treatments-and-procedures/root-canals/myths-about-root-canals-and-root-canalpain.aspx

2. Mayo, CH, The Dental Cosmos, 57:899-900, 1913.

3. Shakman SH, Medicine's Grandest Fraud, PhD Dissertation Exposing an Elaborate 1928 Fraud and PervasiveImpacts on Modern Medicine and Dentistry, Institute of Science, 2004, instituteofscience.com.

4. Cecil, RL, and Angevine, DM, Ann Int Med, 12, 577, 1938.

5. Rocas I, Siqueira J, Debelian G, "Analysis of symptomatic and asymptomatic primary root canal infections inadult Norwegian patients," Journal of Endodontics, 2011,37:1206-1212. PMID: 21846535

6. Siqueira J, Rocas I, "Diversity of endodontic microbiota revisited," Journal of Dental Research, 2009 88:969-981. PMID: 19828883

7. Siqueira J, Rocas I, "Microbiology and treatment of acute apical abscesses," Clinical Microbiology Reviews,2013, 26:255-273. PMID: 23554416

8.   Nobrega L, Delboni M, Martinho F et al, "Treponema diversity in root canals with endodontic failure," EuropeanJournal of Dentistry, 2013 7:61-68. PMID: 23408792

9.   Martinho F, Chiesa W, Zaia A, "Comparison of endotoxin levels in previous studies on primary endodonticinfections," Journal of Endodontics, 2011 37:163-167. PMID: 21238796

10. Gomes B, Endo M, Martinho F, "Comparison of endotoxin levels found in primary and secondary endodonticinfections," Journal of Endodontics, 2012 38:1082-1086.PMID: 22794210

11. Heasman P, "An endodontic conundrum: the association between pulpal infection and periodontal disease,"British Dental Journal, 2014 216:275-279. PMID: 24651332

12. De Moor RJ, Hommez GM, De Boever JG, Delmé KI, Martens GE, "Periapical health related to the quality ofroot canal treatment in a Belgian population," IntEndod J, 2000;33:113–20.

13. Lofthag-Hansen S, Huumonen S, Grondahl K, Grondahl H, "Limited cone-beam CT and intraoral radiography forthe diagnosis of periapical pathology," Oral Surgery, Oral Medicine, Oral Pathology, Oral Radiology, andEndodontics, 2007 103:114-119. PMID: 17178504

14. Adrians PA, DeBoever JA, Loesche W, "Bacterial invasion in root cementum and radicular dentin ofperiodontally diseased teeth in humans: A reservoir of periodontopathic bacteria," Journal of Periodontology,1988 (59) 222-230.

15. http://www.aae.org/patients/treatments-and-procedures/root-canals/myths-about-root-canals-and-root-canalpain.aspx

16. Jin LJ, Chiu GK, Corbet EF, "Are periodontal diseases risk factors for certain systemic disorders—what mattersto medical practitioners?" Hong Kong Med J, 2003 Feb;91:31-7. Review. PMID: 12547954.

17. Gurav AN, "The association of periodontitis and metabolic syndrome," Dent Res J, 2014 Jan;111:1-10. PMID:24688553

18. Offenbacher S. Periodontal diseases: Pathogenesis. Ann Periodontol. 1996;1:821–78.

19. Humphrey L, Fu R, Buckley D et al, "Periodontal disease and coronary heart disease incidence: a systemicreview and meta-analysis," Journal of General Internal Medicine,2008 23:2079-2086. PMID: 18807098

20. Kshirsagar A, Craig R, Moss K et al, "Periodontal disease adversely affects the survival of patients with endstagerenal disease," Kidney International, 2009 75:746-751. PMID: 19165177

21. Dorn J, Genco R, Grossi S et al, "Periodontal disease and recurrent cardiovascular events in survivors ofmyocardial infarction MI: the Western New York Acute MI Study," Journal of Periodontology, 2010 81:502-511.PMID: 20367093

22. Ameet M, Avneesh H, Babita R, Pramod P, "The relationship between periodontitis and systemic diseases—hype or hope?" Journal of Clinical and Diagnostic Research, 2013 7:758-762. PMID: 23730671

23. Hanaoka Y, Soejima H, Yasuda O et al, "Level of serum antibody against a periodontal pathogen is associatedwith atherosclerosis and hypertension," Hypertension Research, 2013 36:829-833. PMID: 23676848

24. Kodovazenitis G, Pitsavos C, Papadimitriou L et al, "Association between periodontitis and acute myocardialinfarction: a case-control study of a nondiabetic population," Journal of Periodontal Research, 2014 49:246-252.PMID: 23713486

25. Barilli AL, Passos AD, Marin-Neto JA, Franco LJ, "Periodontal disease in patients with ischemic coronaryatherosclerosis at a University Hospital, Arq Bras Cardiol. 2006 Dec;87(6):695-700. PMID: 17262105.

26. Tonetti MS, "Periodontitis and risk for atherosclerosis: an update on intervention trials," J ClinPeriodontol, 2009Jul;36Suppl 10:15-9. PMID: 19432627.

27. Price WA, Dental Infections and the Degenerative Diseases Volume II, Part I, The Price-Pottenger NutritionFoundation, Lemon Grove, CA, pp. 56-57

28. Price WA, Dental Infections and the Degenerative Diseases Volume II, Part I, The Price-Pottenger NutritionFoundation, Lemon Grove, CA, p. 83.

29. Herzberg MC, Weyer MW, "Dental plaque, platelets, and cardiovascular diseases," Annals of Periodontology,1998 July; Volume 3, Number 1, pp. 151-160.

30. Renvert S, Pettersson T, Ohlsson O, Persson GR, "Bacterial profile and burden of periodontal infection insubjects with a diagnosis of acute coronary syndrome," J Periodontol, 2006 Jul;77(7):1110-9. PMID:16805672.

31. Herzberg MC, Meyer MW, "Effects of oral flora on platelets: possible consequences in cardiovascular disease,"Journal of Periodontology, 1996 October; Volume 67, Number 10, Supplement, pp. 1138-1142.

32. Haraszthy VI, Zambon JJ, Trevisan M, ZeidM, Genco RJ, "Identification of periodontal pathogens inatheromatous plaques," Journal of Periodontology, 2000 October; Volume 71, Number 10, pp. 1554-1560.

33. Loesche WJ, "Periodontal disease as a risk factor for heart disease," Compendium, 1994 August; Volume 15,Number 8, pp. 976, 978-982, 985-986.

34. Mattila KJ, "Dental infections as a risk factor for acute myocardial infarction," European Heart Journal, 1993December; Volume 14, Supplement K, pp. 51-53.

35. Costa T, de FigueiredoNeta J, de Oliveira A et al, "Association between chronic apical periodontitis andcoronary artery disease," Journal of Endodontics, 2014 40:164-167. PMID: 24461397

36. Beck JD, Pankow J, Tyroler HA, Offenbacher S, "Dental infections and atherosclerosis," American HeartJournal, 1999 November; Volume 138, Number 5 Pt 2, pp. S528-S533.

37. Berent R, Auer J, Schmid P, "Periodontal and coronary heart disease in patients undergoing coronaryangiography," Metabolism, 2011 60:127-133. PMID: 20096894

38. Costa T, de FigueiredoNeta J, de Oliveira A et al, "Association between chronic apical periodontitis andcoronary artery disease," Journal of Endodontics, 2014 40:164-167. PMID: 24461397

39. Caplan D, Chasen J, Krall E et al, "Lesions of endodontic origin and risk of coronary artery disease," Journal ofDental Research, 2006 85:996-1000. PMID: 17062738

40. Willershausen I, Weyer V, Peter M et al, "Association between chronic periodontal and apical inflammation andacute myocardial infarction," Odontology, 2013 Apr 21. PMID: 23604464

41. Pasqualini D, Bergandi L, Palumbo L et al, "Association among oral health, apical periodontitis, CD14polymorphisms, and coronary heart disease in middle-aged adults," Journal of Endodontics, 2012 38:1570-1577. PMID: 23146639

42. Ott S, El Mokhtari N, Musfeldt M et al, "Detection of diverse bacterial signatures in atherosclerotic lesions ofpatients with coronary heart disease," Circulation, 2006113:929-937. PMID: 16490835

43. Ott S, El Mokhtari N, Rehman A et al, "Fungal rDNA signatures in coronary atherosclerotic plaques,"Environmental Microbiology, 2007 9:3035-3045. PMID: 17991032

44. Pessi T, Karhunen V, Karjalainen P et al, "Bacterial signatures in thrombus aspirates of patients with myocardialinfarction," Circulation, 2013 127:1219-1228. PMID:23418311

45. Zaremba M, Górska R, Suwalski P, Kowalski J. "Evaluation of the incidence of periodontitis-associated bacteria inthe atherosclerotic plaque of coronary blood vessels,"JPeriodontol, 2007 Feb;78(2):322-7. PMID: 17274722.

46. Pussinen PJ, Tuomisto K, Jousilahti P, Havulinna AS, Sundvall J, Salomaa V, "Endotoxemia, immune responseto periodontal pathogens, and systemic inflammation associate with incident cardiovascular disease events,"ArteriosclerThrombVascBiol, 2007 Jun;27(6):1433-9. PMID: 17363692.

47. Ford PJ, Gemmell E, Chan A, Carter CL, Walker PJ, Bird PS, West MJ, Cullinan MP, Seymour GJ,"Inflammation, heat shock proteins and periodontal pathogens in atherosclerosis: an immunohistologicstudy," OralMicrobiolImmunol, 2006 Aug;21(4):206-11. PMID: 16842503.

48. Caplan D, Pankow J, Cai J et al, "The relationship between self-reported history of endodontic therapy andcoronary heart disease in the Atherosclerosis Risk in Communities Study," Journal of the American DentalAssociation, 2009 140:1004-1012. PMID: 19654253

49. Frisk F, Hakeberg M, Ahlqwist, Bengtsson C, "Endodontic variables and coronary artery disease," ActaOdontologicaScandinavica, 2003 61:257-262. PMID: 14763775

50. Joshipura K, Pitiphat W, Hung H et al, "Pulpal inflammation and incidence of coronary heart disease," Journal ofEndodontics, 2006 32:99-103. PMID: 16427454

51. Leong X, Ng C, Badiah B, Das S, "Association between hypertension and periodontitis: possible mechanisms,"The Scientific World Journal, 2014 2014:768237. PMID: 24526921

52. 52. Franek E, Napora M, Blach A, Budlewski T, Gozdowski D, Jedynasty K, Krajewski J, Gorska R, "Blood pressureand left ventricular mass in subjects with type 2 diabetes and gingivitis or chronic periodontitis," J ClinPeriodontol, 2010 Oct; 37(10):875-80.

53. Vlachopoulos C, Dima I, Aznaouridis K, Vasiliadou C, Ioakeimidis N, Aggeli C, Toutouza M, Stefanadis C, "Acutesystemic inflammation increases arterial stiffness and decreases wave reflections in healthy individuals,"Circulation, 2005 Oct 4; 112(14):2193-200.

54. Price WA, Dental Infections and the Degenerative Diseases Volume II, Part I, The Price-Pottenger NutritionFoundation, Lemon Grove, CA, pp. 111.

55. Palm F, Lahdentausta L, Sorsa T et al, "Biomarkers of periodontitis and inflammation in ischemic stroke: acase-control study," Innate Immunity, 2013 Sep 17. PMID: 24045341

56. Slowik J, Wnuk M, Grzech K et al, "Periodontitis affects neurological deficit in acute stroke," Journal of theNéurological Sciences, 2010 297:82-84. PMID: 20723913

57. Jimenez M, Krall E, Garcia R et al, "Periodontitis and incidence of cerebrovascular disease in men," Annals ofNeurology, 2009 66:505-512. PMID: 19847898

58. Söder PO, Söder B, Nowak J, Jogestrand T, "Early carotid atherosclerosis in subjects with periodontaldiseases," Stroke, 2005 Jun;36(6):1195-200. PMID: 15879347.

59. Iwai T, "Periodontal bacteremia and various vascular diseases," Journal of Periodontal Research, 2009 44:689-694. PMID: 19874452

60. Marques da Silva R, Caugant DA, Eribe ER, Aas JA, Lingaas PS, Geiran O, TronstadL, Olsen I, "Bacterialdiversity in aortic aneurysms determined by 16S ribosomal RNA gene analysis," J VascSurg, 2006Nov;44(5):1055-60. PMID: 17098542.

61. Sandi R, Pol K, Basavaraj P et al, "Association of serum cholesterol, triglyceride, high and low density lipoproteinHDL and LDL levels in chronic periodontitis subjects with risk for cardiovascular disease CVD: a cross sectional study," Journal of Clinical and Diagnostic Research, 2014 8:214-216. PMID: 24596778

62. Cutler CW, Shinedling EA, Nunn M, Jotwani R, Kim BO, Nares S, Iacopino AM, "Association betweenperiodontitis and hyperlipidemia: cause or effect?," J Periodontol, 1999 Dec; 70(12):1429-34.

63. Lösche W, Karapetow F, Pohl A, Pohl C, Kocher T, "Plasma lipid and blood glucose levels in patients withdestructive periodontal disease," J ClinPeriodontol, 2000 Aug; 27(8):537-41.

64. Katz J, Chaushu G, Sharabi Y, "On the association between hypercholesterolemia, cardiovascular disease andsevere periodontal disease, J ClinPeriodontol, 2001 Sep; 28(9):865-8.

65. Machado AC, Quirino MR, Nascimento LF, "Relation between chronic periodontal disease and plasmatic levels oftriglycerides, total cholesterol and fractions," Braz Oral Res, 2005 Oct-Dec; 19(4):284-9.

66. Price WA, Dental Infections and the Degenerative Diseases Volume II, Part I, The Price-Pottenger NutritionFoundation, Lemon Grove, CA, pp. 54-111.

67. Gomes-Filho I, Leitao de Oliveira T, da Cruz S et al, "The influence of periodontitis in the development ofnosocomial pneumonia: a case control study," Journal of Periodontology, 2013 Oct 30. PMID: 24171504

68. Dev Y, Goyal O, "Recurrent lung infection due to chronic periodontitis," Journal of the Indian MedicalAssociation, 2013 111:127,129. PMID: 24003573

69. Shiota Y, Taniguchi A, Yuzurio S et al, "Septic pulmonary embolism induced by dental infection," ActaMedicaOkayama, 2013 67:253-258. PMID: 23970324

70. Zhou X, Han J, Liu Z et al, "Effects of periodontal treatment on lung function and exacerbation frequency inpatients with chronic obstructive pulmonary disease and chronic periodontitis: a 2-year pilot randomizedcontrolled trial," Journal of Clinical Periodontology, 2014 Mar 4. PMID: 24593836

71. Gomes-Filho I, Soledade-Marques K, Seixas da Cruz S et al, "Does periodontal infection have an effect onsevere asthma in adults?" Journal of Periodontology, 2013 Nov 14. PMID: 24224961

72. Price WA, Dental Infections and the Degenerative Diseases Volume II, Part I, The Price-Pottenger NutritionFoundation, Lemon Grove, CA, pp. 153.

73. Nibali L, D'Aiuto F, Griffiths G, Patel K, Suvan J, Tonetti MS, "Severe periodontitis is associated with systemicinflammation and a dysmetabolic status: a case-control study," J ClinPeriodontol, 2007 Nov; 34(11):931-7.

74. Shimazaki Y, Saito T, Yonemoto K, Kiyohara Y, Iida M, Yamashita Y, "Relationship of metabolic syndrome toperiodontal disease in Japanese women: the Hisayama Study," J Dent Res, 2007 Mar; 86(3):271-5.

75. Furuta M, Shimazaki Y, Takeshita T et al, "Gender differences in the association between metabolic syndromeand periodontal disease: the Hisayama Study," Journal of Clinical Periodontology, 2013 40:743-752. PMID:23829196

76. D'Aiuto F, Sabbah W, Netuveli G, Donos N, Hingorani AD, Deanfield J, Tsakos G, "Association of the metabolicsyndrome with severe periodontitis in a large U.S. population-based survey," J ClinEndocrinolMetab, 2008 Oct;93(10):3989-94.

77. Bullon P, Jaramillo R, Santos-Garcia R et al, "Relation of periodontitis and metabolic syndrome with gestationalglucose metabolism disorder," Journal of Periodontology,2014 85:e1-e8. PMID: 23952077

78. Khader Y, Khassawneh B, Obeidat B, Hammad M, El-Salem K, Bawadi H, Al-akour N, "Periodontal status ofpatients with metabolic syndrome compared to those without metabolic syndrome," J Periodontol, 2008 Nov;79(11):2048-53.

79. Morita T, Ogawa Y, Takada K, Nishinoue N, Sasaki Y, Motohashi M, Maeno M, "Association betweenperiodontal disease and metabolic syndrome," J Public Health Dent, 2009 Fall; 69(4):248-53.

80. Longo P, Artese H, Rabelo M, "Serum levels of inflammatory markers in type 2 diabetes patients with chronicperiodontitis," Journal of Applied Oral Science, 2014 22:103-108. PMID: 24676580

81. Levine R, "Obesity, diabetes and periodontitis—a triangular relationship?" British Dental Journal, 2013 215:35-39. PMID: 23846063

82. Price WA, Dental Infections and the Degenerative Diseases Volume II, Part II, The Price-Pottenger NutritionFoundation, Lemon Grove, CA, p. 279.

83. Price WA, "Dental infections, their dangers and prevention," Radiology, 1928 May, p.89.

84. 84. Price WA, Dental Infections and the Degenerative Diseases Volume II, Part II, The Price-Pottenger NutritionFoundation, Lemon Grove, CA, p. 328.

85. Costa A, Yasuda C, Shibasaki W et al, "The association between periodontal disease and seizure severity inrefractory epilepsy patients," Seizure, 2014 23:227-230. PMID: 24456623

86. Sparks Stein P, Steffen M, Smith C et al, "Serum antibodies to periodontal pathogens are a risk factor forAlzheimer's disease," Alzheimer's & Dementia, 2012 8:196-203. PMID: 22546352

87. Slowik J, Wnuk M, Grzech K et al, "Periodontitis affects neurological deficit in acute stroke," Journal of theNeurological Sciences, 2010 297:82-84. PMID: 20723913

88. Price WA, Dental Infections and the Degenerative Diseases Volume II, Part I, ThePrice-Pottenger NutritionFoundation, Lemon Grove, CA, p. 175.

89. Ogrendik M, "Rheumatoid arthritis is an autoimmune disease caused by periodontal pathogens," InternationalJournal of General Medicine, 2013 6:383-386. PMID: 23737674

90. Mikuls T, Payne J, Yu F et al, "Periodontitis and Porphyromonasgingivalis in patients with rheumatoid arthritis,"Arthritis and Rheumatism, 2014 Jan 8. PMID: 24403127

91. Pendyala G, Joshi S, Chaudhari S, Gandhage D, "Links demystified: periodontitis and cancer," Dental ResearchJournal, 2013 10:704-712. PMID: 24379856

92. Michaud DS, Joshipura K, Giovannucci E, Fuchs CS, "A prospective study of periodontal disease and pancreaticcancer in US male health professionals," J Natl Cancer Inst, 2007 Jan 17; 99(2):171-5.

93. Stolzenberg-Solomon RZ, Dodd KW, Blaser MJ, Virtamo J, Taylor PR, Albanes D, "Tooth loss, pancreaticcancer, and Helicobacter pylori," Am J ClinNutr, 2003 Jul; 78(1):176-81.

94. Hujoel PP, Drangsholt M, Spiekerman C, Weiss NS, "An exploration of the periodontitis-cancer association," AnnEpidemiol, 2003 May; 13(5):312-6.

95. Abnet CC, Qiao YL, Dawsey SM, Dong ZW, Taylor PR, Mark SD, "Tooth loss is associated with increased riskof total death and death from upper gastrointestinal cancer, heart disease, and stroke in a Chinese populationbasedcohort, Int J Epidemiol, 2005 Apr; 34(2):467-74.

96. Abnet CC, Qiao YL, Mark SD, Dong ZW, Taylor PR, Dawsey SM, "Prospective study of tooth loss and incidentesophageal and gastric cancers in China," Cancer Causes Control, 2001 Nov; 12(9):847-54.

97. Velly AM, Franco EL, Schlecht N, Pintos J, Kowalski LP, Oliveira BV, Curado MP, "Relationship between dentalfactors and risk of upper aerodigestive tract cancer," Oral Oncol, 1998 Jul; 34(4):284-91.

98. Rosenquist K, Wennerberg J, Schildt EB, Bladström A, Göran Hansson B, Andersson G, "Oral status, oralinfections and some lifestyle factors as risk factors for oral and oropharyngeal squamous cell carcinoma. Apopulation-based case-control study in southern Sweden," ActaOtolaryngol, 2005 Dec; 125(12):1327-36.

99. Wen B, Tsai C, Lin C et al, "Cancer risk among gingivitis and periodontitis patients: a nationwide cohort study,"QJM, 2014 107:283-290. PMID: 24336850

100. Kothiwale S, Desai B, Kothiwale V et al, "Periodontal disease as a potential risk factor for low birth weight andreduced maternal haemoglobin levels," Oral Health & Preventive Dentistry, 2014 12:83-90. PMID: 24619787

101. Fabbri C, Fuller R, Bonfa E et al, "Periodontitis treatment improves systemic lupus erythematosus response toimmunosuppressive therapy," Clinical Rheumatology, 2014 33:505-509. PMID: 24415114

102. Anand P, Sagar D, Ashok S, Kamath K, "Association of aggressive periodontitis with reduced erythrocytecounts and reduced hemoglobin levels," Journal of Periodontal Research, 2013 Dec 11. PMID: 24329044

103. Barak S, Oettinger-Barak O, Machtei EE, Sprecher H, Ohel G, "Evidence of periopathogenic microorganisms inplacentas of women with preeclampsia," J Periodontol, 2007 Apr;78(4):670-6. PMID: 17397314.

104. Alchalabi H, Al Habashneh R, Jabali O, Khader Y, "Association between periodontal disease and adversepregnancy outcomes in a cohort of pregnant women in Jordan," Clinical and Experimental Obstetrics &Gynecology, 2013 40:399-402. PMID: 24283174

105. Vavricka S, Manser C, Hediger S et al, "Periodontitis and gingivitis in inflammatory bowel disease: a case-controlstudy," Inflammatory Bowel Diseases, 2013 19:2768-2777. PMID: 24216685

106. Pressman G, Qasim A, Verma N et al, "Periodontal disease is an independent predictor of intracardiaccalcification," BioMed Research International, 2013:854340. PMID: 24106721

107. Herrera B, Bastos A, Coimbra L et al, "Peripheral blood mononuclear phagocytes from patients with chronicperiodontitis are primed for osteoclast formation," Journal of Periodontology, 2013 Sep 24. PMID: 24059638

108. Wu C, Yang T, Lin H et al, "Sudden sensorineural hearing loss associated with chronic periodontitis: apopulation-based study," Otology &Neurotology, 2013 34:1380-1384. PMID: 24026022

109. Chakraborty D, Tewari D, Sharma D, Narula D, "Effect of non-surgical periodontal therapy on serum ferritinlevels: an interventional study," Journal of Periodontology, 2013 Jul 4. PMID: 23826646

110. Wendling D, Prati C, "Spondyloarthritis and smoking: towards a new insight into the disease," Expert Review ofClinical Immunology, 2013 9:511-516. PMID: 23730882

111. Antal M, Braunitzer, Mattheos N et al, "Smoking as a permissive factor of periodontal disease in psoriasis,"PLoS One, 2014 9:e92333. PMID: 24651659

112. Gokhale N, Acharya A, Patil V et al, "A short-term evaluation of the relationship between plasma ascorbic acidlevels and periodontal disease in systemically healthy and type 2 diabetes mellitus subjects," Journal of DietarySupplements, 2013 10:93-104. PMID: 23725523

113. Bastos Jdo A, Andrade L, Ferreira A et al, "Serum levels of vitamin D and chronic periodontitis in patients withchronic kidney disease," JornalBrasileiro de Nefrologia, 2013; 35:20-26. PMID: 23598748

chapter 6 根管治療安全性的官方語言

1. http://www.aae.org/patients/treatments-and-procedures/root-canals/myths-about-root-canals-and-root-canalpain.aspx

2. Authors Not Listed, "Root Canal Therapy Safe and Effective," Endodontics: Colleagues for Excellence, (1994)Fall/Winter, p 1.

3. Authors Not Listed, "When infection does spread from an infected root canal," Endodontics: Colleagues forExcellence, (1994) Fall/Winter, p 3.

4. http://www.tupeloendo.com/pdfs/AAE-Guidlines/AAE-Position-Statmement-Paraformaldehyde-Filling-Materials.pdf

5. Tezal M, Scannapieco FA, Wactawski-Wende J, et al, "Dental Caries and Head and Neck Cancers," JAMAOtolaryngol Head Neck Surg. 2013;139(10):1054-1060.

chapter 10 根管治療施作知情同意事項

1. Mavroudis C, Mavroudis CD, Jacobs J et al, "Procedure-based complications to guide informed consent:analysis of Society of Thoracic Surgeons-Congenital Heart Surgery Database," The Annals of Thoracic Surgery,2014 Mar 27. [Epub ahead of print] PMID: 24680033.

chapter 12 根管治療之外的隱藏性壞疽感染

1. Levy T, Huggins H, "Routine dental extractions routinely produce cavitations," Journal of Advancement inMedicine, 1996, 9:235-249.

本書相關名詞中英對照表

American Association of
Endodontists AAE
美國牙髓病協會

Endodontic（root canal]）
牙髓（根管）

American Dental Association
（ADA）
美國牙醫協會（ADA）

Molar
臼齒

Jawbone
顎骨

pulp
牙髓

odontoblasts
造牙本質細胞

gutta-percha
馬來牙膠

apical periodontitis
根尖牙周炎

periodontal
牙周

periodontal ligament
牙周韌帶

Periodontal bacteremia
牙周菌血症

periodontal medicine
牙周醫學

gum
牙齦

osteitis
骨炎

osteonecrotic
骨壞死

staphylococcus aureus
金黃色葡萄球菌

acute respiratory distress
syndromeARDS
急性呼吸窘迫症候群

toxic shock syndrome
中毒性休克症候群

streptococci
鏈球菌

molecular mimicry
分子擬態

Infective endocarditis
感染性心內膜炎

streptococcus intermedius,
中間型鏈球菌

streptococcus sanguis,
鏈球菌

streptococcus anginosus,
咽峽炎鏈球菌

tannerella forsythia,
福賽斯坦納菌

treponema denticola,
齒垢密螺旋體

porphyromonas gingivalis.
牙齦卟啉單胞菌

C. pneumoniae
肺炎披衣菌

arthritis
關節炎

angiograms
血管造影

angioplasties
血管成形術

socket
牙槽

tonsillectomy
扁桃腺切除手術

Removable Partial Denture (RPD)
活動式假牙

dental implant
植牙

fixed bridge
牙橋

abutment
基牙

cavitation
齒槽空穴

Congestive Heart Failure
充血性心臟衰竭

sinus
鼻竇

maxillary sinus
上頜竇

apicoectomy
根尖切除術

medullary bone
髓骨

ischemic osteonecrosis
缺血性壞死

chronic osteomyelitis
和慢性骨髓炎

hypercoagulation
高凝血

Hypercortisolism
皮質醇增多症

sulcus
齒溝縫

Neuralgia Inducing Cavitational
Osteonecrosis（NICO）
空穴感染骨壞死誘發之神經痛

作者簡介 *

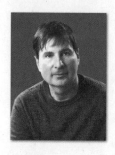

羅伯特・克拉茲 牙髓專科醫師
（Robert Kulacz, DDS.）

克拉茲醫生取得紐約大學牙醫學位，曾在紐約布魯克林的 Brookdale 醫院接受植牙手術訓練。

執業期間，瞭解了傳統牙科手術的風險。此後，他只進行口腔手術。

他與湯馬士・利維博士合著的《疾病的根源》（The Roots of Disease）發表於 2002 年，大力推廣毒牙齒的概念。

經過利維醫師的建議，兩人自 2002 年以來，發表了許多全新且令人信服的研究，讓本書成為一本全新的書籍：《牙醫絕口否認的真相──致命的毒牙感染》（The Toxic Tooth）。

電子郵件：rkulacz@yahoo.com

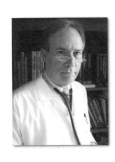

湯馬士・利維 心臟專科醫師、專業律師
（Thomas E. Levy, MD, JD）

利維博士具備心臟病專科醫師和律師執照，同時擁有醫學博士、法學博士雙重背景。

《牙醫絕口否認的真相——致命的毒牙感染》（The Toxic Tooth）是他第十本與健康有關的著作。自從 20 年前，停止心臟專科醫師的執業，他便專注於降低體內的毒素，尤其是源自於口腔毒素的重要性，同時強化體內的抗氧化能力，其中利維博士最為強調維生素 C。

目前他正參與一項研究，目的在驗證氧化壓力增加，對所有慢性退行性疾病惡化的重要性，並繼續努力發展相關疾病的治療方案。

PeakEnergy.com

電子郵件：televymd@yahoo.com

審訂翻譯 ＊

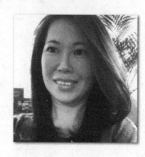

謝嚴谷 講師

自幼成長於內科與小兒科診所家庭，受祖父與父親行醫數十年的耳濡目染，19 歲赴美求學，1991 年畢業於賓州州立大學財經系，1993 年取得俄亥俄州州立大學金融碩士。

2008 年與夫婿謝柏曜先生於台中市，共同創辦「德瑞森莊園自然醫學中心」，致力於歐美學者細胞分子矯正醫學與自然預防醫學著作之編譯與推廣。曾編審《四週排毒計畫》（日月文化出版）、《長壽養生之道：細胞分子矯正之父 20 周年鉅獻》、《無藥可醫：營養學權威的真心告白》、《拒絕庸醫：不吃藥的慢性病療癒法則》、《燃燒吧！油脂與毒素：B3 的強效慢性疾病療癒臨床實錄》（以上為博思智庫出版）、《油漱療法的奇蹟》、《細胞分子矯正醫學聖經》、《維生素 C 逆轉不治之症》（晨星出版）。

謝講師自 2008 年以來，已於台灣地區固定開課講授細胞分子矯正相關課程（詳細課程說明請參閱本書後頁）。

國家圖書館出版品預行編目（CIP）資料

牙醫絕口否認的真相：致命的毒牙感染 / 羅伯特.克拉茲
(Robert Kulacz), 湯馬士.利維 (Thomas E. Levy) 作；謝嚴谷審
訂翻譯. -- 第一版. -- 臺北市：博思智庫，民 105.12 面；公分
譯自：The toxic tooth : how a root canal could be making you sick
ISBN 978-986-92988-9-6(平裝)

1. 牙科 2. 根管治療

416.9492   105020678

The Toxic Tooth：How a root canal could be making you sick
by DDS Robert Kulacz and MD JD Thomas E Levy
Copyright © 2014 by DDS Robert Kulacz and MD JD Thomas E Levy
First Published in English by Medfox Publishing
This complex Chinese edition published by arrangement with Thomas E. Levy, MD, JD, through LEE's Literary Agency
Complex Chinese Translation Rights © Broad Think Tank Co.,Ltd.

 預防醫學 14

The Toxic Tooth：How a root canal could be making you sick

牙醫絕口否認的真相
——致命的毒牙感染

原　　著｜羅伯特·克拉茲（Robert Kulacz）
　　　　　湯馬士·利維（Thomas E. Levy）
審訂翻譯｜謝嚴谷
行政協力｜陳佩雯
執行編輯｜吳翔逸
資料協力｜劉書竹
文字校稿｜楊涵如
美術設計｜蔡雅芬
行銷策劃｜李依芳

發 行 人｜黃輝煌
社　　長｜蕭艷秋
財務顧問｜蕭聰傑
發行單位｜博思智庫股份有限公司
地　　址｜104 台北市中山區松江路 206 號 14 樓之 4
電　　話｜（02）25623277
傳　　真｜（02）25632892

總 代 理｜聯合發行股份有限公司
電　　話｜（02）29178022
傳　　真｜（02）29156275

印　　製｜永光彩色印刷股份有限公司
定　　價｜350 元
第二版第一刷 中華民國 108 年 08 月

ISBN　978-986-92988-9-6
© 2019 Broad Think Tank Print in Taiwan

 博思智庫股份有限公司

博思智庫粉絲團　Facebook.com/broadthinktank

細胞分子矯正醫學衛教－口腔保健教導

牙周病：免疫系統負債的指標 — 牙周病有效防治 A、B、C（D、E）

超過 **70%** 糖尿病患者皆有嚴重牙周病。長期血糖控制不佳導致血糖最終代謝產物（AGEs）在小血管壁的堆積（使小血管壁的堆積（使小血管壁的堆積變管），延長牙周發炎感染時間進而產生許多系統性的相關性併發症如：高血壓及心臟病、腎臟相關疾患（請參考本中心衛教單：《齒科毒素與致命疾患》）。在口腔併發症包括：口乾、嘴齒、牙鬆炎、牙周病等；其中牙周病是糖尿病患者最常見的口腔併發症。根據研究報告，當糖化血色素（HbA1C）高於 **8.0**，牙周病惡化程度更快、患者也更容易失去牙齒。雖然最新的雷射微創手術可以對牙周病部做有效的清創，但牙周病無法被根治，患者牙根通常在 3～5 日後恢復感染。

62 歲女性，**22** 年糖尿病史，胰島素施打 10 年之典型糖尿牙周病患：牙齦萎縮、牙根裸露、潰爛、逐漸一一失去牙齒（見上圖紅圈部位）。由於免疫力低下，細菌（牙菌）繁殖過量以致於牙菌滋生遍佈牙根部（褐色部位）牙齒無法去除。口腔中的細菌易造成心血管的發炎損傷以致患者面細菌大量入侵造成膽固醇過高（低密度膽固醇 LDL 升高血管受傷而產生的修補代償機制）；口腔中的細菌亦造成支氣管與肺部的嚴重細菌感染而痰多。以至於患者需要每星期至醫院報告抽痰。

執行 A、B、C 三周後，體內組織修復的程度可由口腔狀況明顯觀察出：牙根暴露潰爛癒合、不再搖晃、掉牙風險解除（見上圖紅圈部位），牙齦長出新肉、填滿牙間空隙，發炎狀況大大減輕、牙菌斑因牙菌斑群大量減少而消失。由於口中細菌大量減少、低密度膽固醇 LDL 順利下降（血管發炎損傷亦隨之減少），患者不再因支氣管與肺部的感染而痰多，無須再至醫院做抽痰。

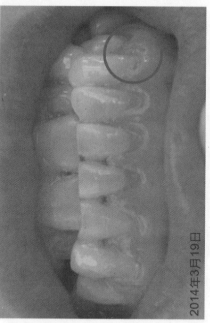

2014年3月19日

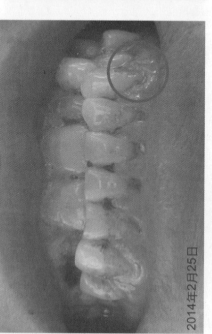

2014年2月25日

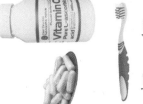

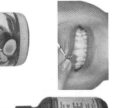
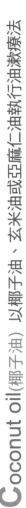

A scorbic (維生素C)　足量補充維生素C才能治好牙周病與牙齦發炎。

牙周病是口腔型壞血病的表現，也是免疫系統負債的指標

B rushing (刷牙)　自製抗發炎、防牙齦萎縮漱口水、牙粉或牙膏。

將1平匙的粉狀維生素C與1滿匙的食用級無鋁小蘇打充分混合後，即可做為刷牙用牙粉（因混合劑易受潮，建議一次用完）。加入適量的椰子油混合至膏狀，即可做為牙膏使用。使用時進行酸鹼中和釋出來細二氧化碳泡沫可達到極佳的清潔、殺菌、美白效果。以相同比例加入30cc淨水，即可做為漱口水使用，漱口10～15分鐘

C oconut oil (椰子油)　以椰子油、玄米油或亞麻仁油執行油漱療法。

椰子油、亞麻仁油或玄米油等 20～30cc 漱口 15～20 分鐘後吐掉。油漱法已在古老印度阿蘇吠陀療法中延用上千年，其目的在進行口腔的徹底清潔、植物油每日數次。根據近代科學研究顯示，透過脂肪酸與唾液的充分混合使之產生「皂化」的作用，以脂肪酸分解細菌的脂質保護膜進而達到清潔與殺菌的效果。椰子油中的月桂酸則是強效的天然殺菌殺菌劑，適合恁珠菌感染患者使用。

D (滴)

E -vitamin (維生素E)　將每日需求劑量分早晚各1次 (每次6～8滴，除

了修補牙齦之外，也可直接從口腔黏膜吸收每日所需的維生素E劑量)，置於掌心，塗抹牙縫並按摩牙齦，以有效消除牙周病異味、口臭，並協助牙齦以修復的牙齦感染染傷口復原

賀弗診所 Orthomolecular 細胞分子矯正應用研習課程

研習日期皆在星期六（全天）：

第 99 梯次：108 年 8 月 24 日
第 100 梯次：108 年 9 月 21 日
第 101 梯次：108 年 10 月 26 日

課程時間：10:00Am～5:30Pm

各梯次即日起接受來電報名　網路報名
洽本中心　04-2378-6268

※ 主辦單位：賀弗診所・德瑞森莊園國際機構
台中市西屯區五權五街 48 號

※ 研習地點：賀弗診所・德瑞森細胞分子矯正衛教中心
台中市西權路 1-67 號 21 樓 - 金山講堂

◎ 由於本課程名額有限（250 名），報名者若有事不克前來，請務必於上課前一週通知本中心，以免虛估名額

◎課程報到：9 點 30 分並發放預約學員之上課證（餐券）。憑餐報到之先後訂位入座，座位有限（250 席）

學員請勿遲到

專題講座內容

7月20日 ［倒敘2場］

Orthomolecular Pathophysiology
細胞分子矯正病理生理學分析(2)
淋巴與脂肪調排毒致命疾患
圖科若柔氧致命專題講座
滿 100 個敗終場專題講座 (第98場)

上午 10:00～12:30

8月24日 ［倒敘1場］

Orthomolecular Pathophysiology
細胞分子矯正病理生理學分析(3)
酸鹼平衡與自律神經
微量元素與礦物質的應用
Cellihfe＝頭・頸・胸・肝・腎・臟
滿 100 個敗終場專題講座 (第99場)

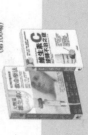

9月21日 ［滿100場］

Orthomolecular Pathophysiology
細胞分子矯正病理生理學分析(4)
療症與維生素C
專題講座
第100個敗終場專題講座 (第100場)

10月26日 新課程

Orthomolecular Pathophysiology
細胞分子矯正病理生理學分析(6)
成功重建免疫力：
淋巴系統與脂肪團排毒
十年教學累積專題講座

上午 10:00～15:00

學員聯歡餐會
重生療癒研討

下午 15:00～17:00　與講師Q&A時問

午場休息點心時間

中午 12:30 ～ 1:00

細胞分子矯正導論

下午 1:00 ～ 5:30

細胞分子矯正醫學主流醫學慢性疾病用藥樞轉利弊之探討。細胞分子矯正醫學近60年的沿革與生學者與現代表性病用藥之機轉說明

優脂低碳執行概論、飲食教導與用餐

※餐食一律於課程結束後領供
※憑上課證號碼依序用餐
※遠程學員之通勤回程車票請訂於6點半之後

報告重點之：
檢測你的身體需要

1. 完善細胞膜的結構
(O3脂肪酸的應用)

2. 粒線體的能量代謝循環
(ATP能量自由基的形成)

3. 由氧與氧氣的還原
(Cellihfe的應用)

4. 葡萄糖與脂肪防酸的代謝
(維他命B3的應用)

CLEAR DIRECTION
NATUROPATHIC INSTITUTE

德渼森莊園國際股份有限公司

40346 台中市西區五權五街48號
TEL:(04)2378-6268 www.celllife.com
營業時間：9:30AM～6:30PM
周休二日／國定假日休假

108 年 6 月第 97 屆細胞分子矯正課程及午間飲食教導精彩剪影

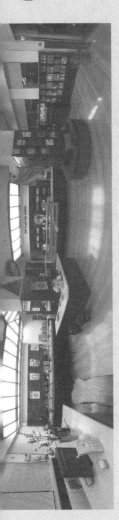

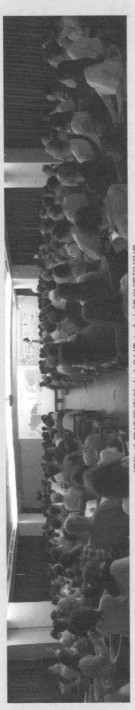

細胞分子矯正衛教中心21樓：金山講堂課程現場

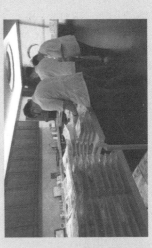

細胞分子矯正衛教中心21樓：
優脂低碳端飲食餐盒製作

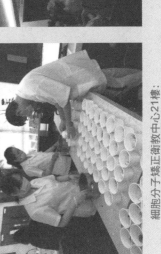

細胞分子矯正衛教中心21樓：
金山講堂課程現場

細胞分子矯正衛教中心21樓：
優脂低碳燕麥粥製作

精選好書 盡在博思

Facebook 粉絲團 facebook.com/BroadThinkTank
博思智庫官網 http://www.broadthink.com.tw/
博士健康網 | DR. HEALTH http://www.healthdoctor.com.tw/

預防醫學

預防重於治療，見微知著，讓預防醫學恢復淨化我們的身心靈。

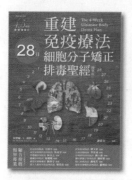

重建免疫療法：
28 日細胞分子矯正排毒聖經
（精華版）

米契爾‧S‧庫科
（Michelle Schoffro Cook）
自然醫學醫師 ◎ 著
謝嚴谷 ◎ 審訂翻譯
定價 ◎ 450 元

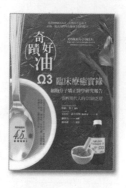

奇蹟好油：
OMEGA-3 臨床療癒實錄

唐納‧魯丁（DONALD RUDIN）、
克拉拉‧菲力克斯
（CLARA FELIX）◎ 著
謝嚴谷 ◎ 審訂
謝珞爵 ◎ 翻譯
定價 ◎ 350 元

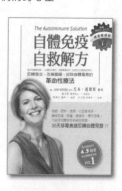

自體免疫自救解方：
反轉發炎，改善腸躁、排除身體
毒素的革命性療法

艾米‧邁爾斯醫師
（AMY MYERS, M.D.）◎ 著
歐瀚文 醫師 ◎ 編譯
定價 ◎ 420 元

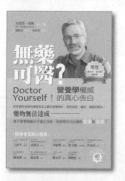

無藥可醫：
營養學權威的真心告白

安德魯‧索爾（Andrew Saul）◎ 著
謝嚴谷 ◎ 編審
定價 ◎ 280 元

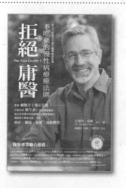

拒絕庸醫：
不吃藥的慢性病療癒法則

安德魯‧索爾（Andrew Saul）◎ 著
謝嚴谷 ◎ 編審
定價 ◎ 320 元

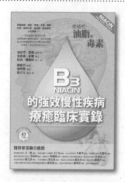

燃燒吧！油脂與毒素：
B₃ 的強效慢性疾病療癒臨床實錄

亞伯罕‧賀弗、安德魯‧索爾、
哈洛‧佛斯特 ◎ 著
蘇聖傑醫師、張立人醫師 ◎ 譯
謝嚴谷 ◎ 編審
定價 ◎ 280 元

預防醫學

預防重於治療，見微知著，讓預防醫學恢復淨化我們的身心靈。

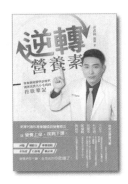

逆轉營養素：
營養應用醫學診療室，調理、改善大小毛病的控糖筆記

莊武龍 醫師 ◎ 著
定價 ◎ 350 元

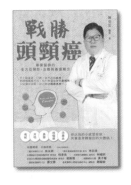

戰勝頭頸癌：
專業醫師的全方位預防、治療與養護解方

陳佳宏 醫師 ◎ 著
定價 ◎ 320 元

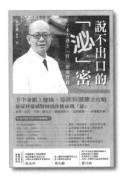

說不出口的「泌」密：
一本大獲全「腎」療癒實錄

謝登富 醫師 ◎ 著
定價 ◎ 320 元

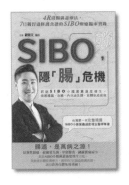

SIBO，隱「腸」危機：
終結 SIBO 小腸菌叢過度增生，改善腸漏、血糖、內分泌失調、自體免疫疾病

歐瀚文 醫師 ◎ 著
定價 ◎ 300 元

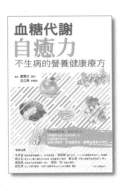

血糖代謝自癒力：
不生病的營養健康療方

歐瀚文 醫師、
汪立典 營養師 ◎ 編著
定價 ◎ 300 元

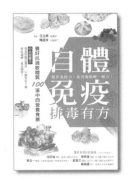

自體免疫排毒有方：
養好抗過敏體質
100 道中西營養食療

汪立典 營養師、
陳品洋 中醫博士 ◎ 編著
定價 ◎ 280 元

博思智庫